Jill Salberg / Sue Grand

Transgenerationales Trauma

In diesem Buch bieten Jill Salberg und Sue Grand einen Überblick über die psychoanalytische Arbeit zu transgenerationalen Traumata, wobei sie ihre Perspektive in der Bindungstheorie und der sozialethischen Wende der relationalen Psychoanalyse verankern.

Transgenerationales Trauma: Eine Einführung ist eine bahnbrechende Studie über die Übertragung von Traumata über Generationen hinweg. Salberg und Grand untersuchen, wie das Trauma unserer Vorfahren eine Narbe in unserem Leben, unserem Körper und unserer Welt hinterlassen kann. Sie gehen davon aus, dass wir die soziale Gewalt, der wir ausgesetzt waren, allzu oft wiederholen. Ihr einzigartiger Ansatz umfasst bei der Beschäftigung mit Bindung, Hinterlassenschaften von Gewalt und der Rolle von Zeugenschaft bei der Heilung verschiedene psychoanalytische und psychodynamische Theorien.

Klinische und persönliche Geschichten werden mit der Theorie verwoben, um die sozio-historischen Positionen zu verdeutlichen, die wir erben und ausleben. Auch vor dem Hintergrund von Aspekten der sozialen Gerechtigkeit geht es darum, sowohl individuelle als auch kollektive Wunden zu heilen.

Jill Salberg ist Dozentin am New York University Postdoctoral Program in Psychoanalyse. Sie ist Herausgeberin von Psychoanalytic Credos: *Professional Journeys of Psychoanalysts* (2022) und *Good Enough Endings* (2010).

Sue Grand ist Dozentin am New York University Postdoctoral Program in Psychoanalyse. Sie ist Autorin von *The Hero in the Mirror: from Fear to Fortitude* (2009) und *The Reproduction of Evil* (2002).

Gemeinsam haben Sue Grand und Jill Salberg die Bücher *Wounds of History* (2017) und *Transgenerational Trauma and the Other* (2017) herausgegeben, beide Werke haben den Gradiva Award 2018 gewonnen.

Jill Salberg / Sue Grand

Transgenerationales Trauma

Eine Einführung

Aus dem Englischen übersetzt von
Eberhard Knoll

Brandes & Apsel

Deutsche Erstausgabe des 2024 bei Routledge (New York) unter dem Titel *Transgenerational Trauma. A Contemporary Introduction* erschienenen Buchs.

1. Auflage 2025

DTP: Brandes & Apsel Verlag
Umschlagabbildung: Iwan Wassiljewitsch Kljun, 1921, ohne Titel.
Druck: Franz X. Stückle Druck und Verlag e. K., Stückle-Straße 1, 77955 Ettenheim, Germany
Kontakt: technik@stueckle-druck.de
Printed in Germany, gedruckt auf säurefreiem, alterungsbeständigem und chlorfrei gebleichtem Papier, FSC CO15522
Gedruckt auf einem nach den Richtlinien des Forest Stewardship Council (FSC) zertifizierten, säurefreien, alterungsbeständigen und chlorfrei gebleichten Papier.

Bibliografische Information der Deutschen Nationalbibliothek:
Die Deutsche Nationalbibliothek verzeichnet diese Publikation in der Deutschen Nationalbibliografie; detaillierte bibliografische Daten sind im Internet über www.ddb.de abrufbar.

ISBN 978-3-95558-390-3

Inhalt

Einleitung[1]

In jüngster Zeit wurde der transgenerationalen Weitergabe von Traumata sowohl klinisch als auch kulturell Beachtung geschenkt. Wie fließen die Geister unserer Vorfahren durch uns hindurch? Wie werden wir von deren nicht betrauerter Vergangenheit bedrängt? Begünstigt das Wissen um diese Geschichte die Heilung? Das vorliegende Buch erschließt den Zugang zu diesen Fragen. In diesem Forschungsbereich arbeiten wir häufig zusammen – auf einer Konferenz über die »Wunden der Geschichte«, in unseren Aufsätzen und Büchern (z. B. Grand & Salberg, 2015; Salberg & Grand, 2017) – und auch jede für sich forscht in ihren eigenen Abhandlungen und Büchern zu diesem Thema. Maurice Apprey, Judie Alpert, Haydee Faimberg, Roger Frie, Sam Gerson, Adrienne Harris, Judith Herman, Lynne Layton, Dori Laub, Kirkland Vaughans und andere Kolleginnen und Kollegen – die zu zahlreich sind, um an dieser Stelle genannt zu werden – haben unsere Arbeit inspiriert. Wir sind denjenigen zu Dank verpflichtet, die uns ihre Geschichten anvertrauten, und denjenigen, die unsere Geschichten im Gedächtnis behielten.

Unsere gesamte Arbeit ist von einem Ethos sozialer Gerechtigkeit durchdrungen. Bei der Auseinandersetzung mit sozialer Gewalt stützt sich dieses Buch auf eine lange Tradition in der Psychoanalyse; sie begann mit unseren psychoanalytischen Vorfahren und hat Anteil an der gegenwärtigen sozialethischen Wende in der relationalen Psychoanalyse. Das Ergebnis ist eine sich entwickelnde theoretische Expansion der Psychoanalyse, die von Familie, Kultur, Geschichte und Politik geprägt ist. Wir glauben, dass die Psychoanalyse lange Zeit zu stark von dem weißen, männlichen jüdischen Wiener Geist Freuds und seiner Anhänger sowie einem Loyalitätskodex nachfolgender Generationen bestimmt wurde. Viele dieser traditionellen

1 Wir sind Kristopher Spring für seine editorische Expertise bei unserer Arbeit an diesem Buch zu Dank verpflichtet.

Lehrsätze wurden aus interpersonellen und beziehungstheoretischen Perspektiven kritisiert und erweitert, indem die Subjektivität des Analytikers und die Auswirkungen der Kultur, die feministische Kritik und die Rassismuskritik sowie die Infragestellung durch die Gendertheorie und das »Weißsein« der Psychoanalyse einbezogen wurden. Durch den erneuten Fokus auf Traumata rückten Dissoziationen und Enactments in den Vordergrund.

Dieses Buch führt die Leserinnen und Leser ein in den umfangreichen Themenbereich des Traumas und seiner transgenerationalen Weitergabe. Wir beginnen mit der Geschichte dieses Bereiches und beleuchten seine Wurzeln in den verschiedenen theoretischen Traditionen. Wir verorten die transgenerationale Weitergabe in der Geschichte der Bindungstheorie und -forschung, wir untersuchen die Kategorien des Opfers und des Täters und beleuchten die Rolle, die die Zeugenschaft bei der Heilung spielt. Wir stellten fest, dass dieser expandierende Bereich die psychoanalytische Theorie zu Veränderungen und Aufbrüchen zwingt.

Hierzu beleuchten wir in späteren Kapiteln die theoretische Voreingenommenheit der Psychoanalyse und stellen die Frage, wie stark diese Einschränkungen noch immer die transgenerationale Literatur prägen. Was geschieht, wenn diese universalistischen Annahmen auf nicht-westliche, nicht-weiße Patienten und Kulturen treffen? Wessen Geschichten kommen in dieser Literatur vor und wessen Geschichten fehlen noch immer? Wir hoffen, dass die Leserinnen und Leser uns in dieser kritischen Auseinandersetzung folgen werden. Eine große Vielfalt an Stimmen ist erforderlich, um eine Antwort auf die soziale Gewalt zu finden, und die Psychoanalyse muss sich selbst infrage stellen.

Auf dem Weg zu sozialer Gerechtigkeit müssen wir unsere eigenen Geschichten und die Geschichten der anderen kennen. Vor allem brauchen wir Dialoge über alle Unterschiede hinweg. Als Co-Autorinnen nähern wir uns diesem Thema mit unseren eigenen *ähnlichen* transgenerationalen Geschichten. Wir trugen die Bürde unserer Vorfahren, wir ließen uns von ihnen inspirieren und sind uns bewusst, dass unser eigener kultureller Rahmen unsere Sichtweise einschränken kann. Wir sind beide weiße, jüdische, amerikanische urbane Frauen, Nachkommen osteuropäischer Juden, die vor dem Antisemitismus geflohen sind. Wir wurden beide in den 1950er-Jahren geboren. Wir haben an einem progressiven psychoanalytischen Institut in New York City unsere Ausbildung gemacht. Trotz unserer lebenslangen Ausrichtung auf soziale Gerechtigkeit haben wir unsere Wurzeln in einer an der weißen Mittelschicht orientierten Psychoanalyse. Wir können nur Englisch sprechen und lesen – eine typisch amerikanische Tendenz. Als wir dieses Projekt in Angriff nahmen, wurde uns klar, dass wir nur auf englischsprachige Literatur zurückgreifen können. Wessen Arbeiten würden hierbei einbezogen und wessen Arbeiten weggelassen, weil sie nicht ins Englische übersetzt worden sind? Wessen Stimmen würden zum Schweigen gebracht? Würden wir etwas von dem Leid reproduzieren, das wir in diesem Band thematisieren? Angesichts unserer sprachlichen und kulturellen Einschränkungen schien dies unvermeidlich. Dieses »Recycling« von zugefügtem Leid ist Teil der transgenerationalen Weitergabe, wie wir später in diesem Text erörtern werden. Gemeinsam mit Ihnen, den Leserinnen und Lesern, können wir weiterhin dieser sozialen Gewalt entgegenwirken. Wir können die Resilienz stärken, die wir von unseren Vorfahren geerbt haben, und die Hoffnung auf eine gerechte Welt aufrechterhalten.

Vermächtnisse der Geschichten von Traumata: Melancholischer Hunger

Michael O'Loughlin:[1] Eine persönliche Geschichte

Ich wuchs in Irland mit Eltern auf, die drei Generationen nach der Hungersnot von 1845 bis 1852 geboren wurden. Die Hungersnot hatte verheerende Folgen für die ärmere Bevölkerung. Mehr als eine Million Menschen starben an Hunger und damit verbundenen Krankheiten, außerdem flohen drei Millionen Menschen, viele von ihnen in den Zwischendecken von Schiffen, die Särge transportierten. Weitere Verluste entstanden durch den Abbruch von sozialen Bindungen und von Verwandtschaftsbeziehungen – Abbrüche, die auf die Auslöschung der irischen Sprache zurückgingen.

Ich wurde in eine Familie hineingeboren, die den ärmsten Schichten der irischen Bevölkerung entstammte. Mit Eltern, denen es an formaler Bildung oder sozialem Kapital mangelte, war das Beste, was wir tun konnten, Leib und Seele zusammenzuhalten und uns um jede wirtschaftliche Unterstützung zu bemühen, die wir bekommen konnten. Hineingeboren in das *nackte Leben* – Leben als biologische Notwendigkeit und nicht als Ort existenzieller Möglichkeiten – war ich, wie so viele andere auch, mittellos, was durch einen irisch-katholischen Fatalismus und einen entschiedenen Mangel an Innerlichkeit oder emotionaler Bestätigung in der Schule noch verstärkt wurde. Mein Vater, Jahrgang 1921, wuchs auf einem Subsistenzbauernhof auf, der aus acht Hektar unfruchtbarem Moorland bestand. Er versuchte, für sich und seine neue Frau, meine Mutter,

1 Michael O'Loughlin ist Dozent für Psychologie und Pädagogik, außerdem unterrichtet er im Aufbaustudiengang Psychoanalyse und Psychotherapie an der Adelphi Universität, New York.

ein Auskommen zu finden. Seine wöchentliche Schachtel Zigaretten konnte mein Vater nur dann von einem fahrenden Händler kaufen, wenn er genügend Eier zum Tauschen hatte. Alle seine Geschwister waren nach London ausgewandert, und er blieb zu Hause, um sich um seine alternden Eltern zu kümmern. Sein Vater war Alkoholiker und seine Mutter litt dem Vernehmen nach an einer schweren paranoiden Psychose. Mindestens zwei Geschwister meines Vaters litten an Alkoholismus, und beide starben in ärmlichen Verhältnissen in London. Mein Vater litt sein ganzes Leben lang unter starken Angstzuständen, einschließlich schwerer Panikattacken. Auch meine Mutter wuchs in großer Armut auf. Sie verlor früh ihre Mutter, und ihre Familie war so arm, dass sie und ihre Schwester sich beim Schulbesuch abwechselten, da sie nur ein vorzeigbares Kleid besaßen, das sie sich teilen mussten. »Es hat keinen Sinn, mit dir darüber zu reden«, sagte sie, als ich sie interviewen wollte, »da ich dir die schlimmen Dinge nicht erzählen kann. Sie sind zu schrecklich. Ich will nicht, dass jemand davon erfährt.« Sie ließ sich nicht durch mein Argument überzeugen, dass es mir helfen würde, mich selbst zu verstehen und zu begreifen, wie ich mich entwickelt habe. Sie sprach wiederholt von den täglichen Demütigungen durch die Armut auf dem Lande, wobei sie ihre Ausführungen immer wieder mit »Du wirst es nicht glauben« oder »Ich kann es nicht glauben, dass wir es so schwer hatten« begann.

David Lloyd (1997) greift dieses melancholische Relikt des Schweigens und der Scham auf:

> »Das Schweigen ist zugleich das Schweigen einer Entvölkerung und das Schweigen einer traumatisierten Kultur; das Wehklagen ist das beinahe animalische Wehklagen der Verzweiflung und Passivität vor einer Katastrophe, die jegliches Vorstellungsvermögen zu übersteigen scheint. Wortlos, wie es ist, ist es auch ein anonymes Wehklagen, ohne eine eindeutige menschliche Stimme, die es in Worte fasst. Als ein wiederkehrendes Leitmotiv der Hungersnot kennzeichnet es gleichzeitig auch den Niedergang der Iren als diejenigen, die ihrer eigenen Kultur und Geschichte Gestalt verliehen, und das historische Hervortreten einer neuen Art

irischer Identität, deren Elemente in vielerlei Hinsicht immer noch präsent sind und die ein eigentümliches Geflecht aus Erinnerung, Verlust und Modernität verkörpert.« (S. 33; Übers. E. K.)

Durch dieses Wissen beunruhigt kämpfte ich darum, meine Stimme zurückzugewinnen, nicht nur für mich selbst, sondern auch für meine Eltern und Vorfahren und erklärtermaßen für alle, die in unserer ungleichen Welt Ausgrenzung, Vertreibung und Vernichtung erfahren.

Kapitel 1

Historischer Überblick über Traumatheorien und die transgenerationale Traumaweitergabe

Jill Salberg

Frühe Traumatheorien: Die Perspektiven von Freud und Ferenczi (Europa in den 1880er-Jahren bis 1939)

In den vergangenen drei Jahrzehnten hat die ständig wachsende psychoanalytische Literatur über die transgenerationale Weitergabe von Traumata stetig zugenommen. Dieser expandierende Bereich ist das Ergebnis interdisziplinärer Traumastudien, der Psychoanalyse, der Neurowissenschaften, der Epigenetik sowie kritischer *race*-[1] und Gendertheorien. In diesem Einleitungskapitel werde ich zurückverfolgen, wie das Trauma im Theoriegebäude dieses Gebietes auftaucht, verschwindet und wieder auftaucht. Erst als die entscheidende Bedeutung des Traumas in vollem Umfang erfasst wurde, konnte eine Theorie der Transgenerativität und der Weitergabe von traumatischen Erfahrungen, Affekten und Störungen vollständig formuliert werden.

Bei ihren Versuchen, die Genese menschlichen Leidens zu konzeptualisieren, hat sich die Psychoanalyse immer wieder entzweit. In den frühen Theorien herrschte von Anfang an die Meinung vor, dass Gefühle oder Erfahrungen, derer eine Person sich bewusst ist und de-

1 Im englischsprachigen Diskurs verweist der Begriff *race* auf eine soziale Konstruktion und ist nicht gleichgesetzt mit dem deutschen Begriff »Rasse«. Der Begriff *race* dient im Gegensatz zum biologistischen Begriff »Rasse« dazu, gesellschaftliche Phänomene zu beschreiben und zu analysieren, die menschengemacht sind und von Institutionen aufrechterhalten werden (Anm. d. Lektorin).

ren Bewusstheit die Person nicht ertragen kann, zu einer »Bewusstseinsspaltung« führen. Zwar gibt es innerhalb des Fachgebiets eine starke Tendenz, die frühesten Überlegungen zum Trauma bei Freud (1856–1939) zu verorten, jedoch ist es vielleicht präziser mit Pierre Janet (1859–1947), einem Zeitgenossen Freuds, zu beginnen. Janets frühe Arbeiten konzentrierten sich auf dissoziative Geisteszustände bei Patienten, die an Hysterie leiden, die er als »dédoublement de la personnalité« (Janet, 1886) bezeichnete; gleichzeitig lag sein Fokus auf der Existenz der »idées fixes«, die sich, wie Howell und Itzkowitz (2016) schreiben, »auf dissoziative Phänomene beziehen, wie beispielsweise Gedanken, mentale Bilder, intensive Emotionen und Verhaltensweisen, die in hysterischen Krisen, das heißt, in traumatischen Reenactments eine große Rolle spielen (Janet, 1889, 1898)« (ebd., S. 22; Übers. E. K.). Diese frühen Gedanken von Janet lassen auf ein sehr vorausschauendes Gespür für die Auswirkungen von Traumata auf die Psyche schließen, und trotzdem wurden Janets Arbeiten nicht zur frühen Grundlage auf dem expandierenden Gebiet der Psychoanalyse.

In den frühesten Schriften Freuds (*Die Abwehr-Neuro-Psychosen*, 1894) werden Janets und Binets Einflüsse auf sein und Breuers Verständnis von Hysterie und Bewusstseinsspaltung nur kurz erwähnt. Die vielen Patienten, über die Freud und Breuer in ihren *Studien über Hysterie* (1895) schreiben, verweisen auf traumatische Erfahrungen, die auf das zurückzuführen sind, was Freud als seine »Verführungstheorie« bezeichnete (was wir heute Vergewaltigung oder sexualisierte Gewalt in der Kindheit nennen würden). Jedoch war diese Theorie, die davon ausging, dass die Auswirkungen von Traumata in der Außenwelt die Psyche von Kindern und jungen Frauen beeinflussen, nur von kurzer Dauer. Sowohl Freud als auch Breuer wandten sich von der weiteren Erforschung ihrer Erkenntnis ab, dass Traumata die Ursache für emotionale/seelische Störungen sind. Sie waren sich jedoch uneinig über Freuds zunehmendes Beharren auf der Rolle der Sexualität, und zu der Zeit, als die *Studien über Hysterie* veröffentlicht wurden, arbeiteten sie nicht mehr zusammen und sprachen auch nicht einmal mehr miteinander. Diese Spaltung wurde weiter vollzogen, als Freud an Fließ – der Breuer als Freuds Vertrauter ablöste – schrieb, er glaube nicht mehr an seine »Verführungstheorie«. Er schlussfolgerte, dass es sich um das Fantasieleben des Kindes handeln muss, an das sich der Erwachsene während seiner Behandlung erinnert.

Man könnte sagen, dass die Spaltung in der Psychoanalyse von Anfang an eine Rolle gespielt hat, vor allem, was ihre lange und komplizierte Beziehung zum Trauma und dessen Komplexität betrifft. Freuds Abkehr von seiner Verführungstheorie wurde in Bezug sowohl auf seine persönlichen als auch seine beruflichen Beweggründe ausführlich diskutiert. Das Wichtigste an dieser Stelle ist, dass es zu einer Spaltung zwischen einer Psychoanalyse führte, die im Wesentlichen auf inneren Prozessen basierte – einer Welt, die von Fantasien, Triebderivaten, Abwehrmechanismen und widerstreitenden Kräften bevölkert ist –, und einer Konzeption von Trauma als einem realen Ereignis, das sich zwangsläufig auf eine Person und deren Psyche auswirkt. Auf diese Weise entwickelte Freud seine wichtigsten Konzeptualisierungen der inneren Welt der Psyche, ein Schritt, der von keinem der anderen frühen Mediziner jener Zeit vollzogen wurde. Während eine Theorie des Unbewussten zu jener Zeit bereits Teil des wissenschaftlichen Diskurses war (siehe Ellenberger, 1970), schuf Freud eine umfassende Theorie der Psyche, die sich von allem anderen, das zuvor existierte, unterschied. Er konzentrierte sich auf das Unbewusste und seine Auswirkungen auf das Bewusstsein und das Verhalten. Dieses frühe Modell der Psyche, Freuds topografisches Modell, beschrieb die Art und Weise, wie Bewusstsein und Unbewusstes durch Abwehrkräfte der Verdrängung getrennt waren und zwischen ihnen trotzdem ein dialogisches Spannungsverhältnis bestand.

Doch trotz der enormen Größe seines Genies und seines schöpferischen Werkes wurde das Trauma – als äußeres Ereignis, sei es ein sexueller Übergriff oder das Ergebnis historischer/politischer, wirtschaftlicher oder sozialer Kräfte – nie zu einem Bestandteil dessen, was er als psychoanalytisch ansah. Am deutlichsten wird dies in dem Zerwürfnis, zu dem es mit einem seiner Kollegen (der auch kurzzeitig sein Patient gewesen war) und liebgewordenen Vertrauten Sándor Ferenczi kam. Während Freuds Eifer der Entwicklung einer wissenschaftlichen Theorie der Psyche galt, widmete sich Ferenczi der Heilung der Wunden seiner Patienten. Am offenkundigsten wird dies in ihren Briefen während des Ersten Weltkriegs und in ihren Nachkriegsschriften.

Freud verbrachte die Kriegsjahre in Wien, sorgte sich um seine Söhne, die beim Militär waren, und schrieb seine wichtigen Abhandlungen über Metapsychologie. Diese Abhandlungen gehören bis heute zu seinen wichtigsten Werken und begründen sein Entwicklungsmodell der Psyche, das er später zu seinem Strukturmodell der Psyche (Es, Ich und Über-Ich) umarbeitete. Freud bestand auf einer Unterscheidung zwischen dem, was er als *Aktualneurose* bezeichnete, und den Abwehrneurosen, den *Psychoneurosen*, die Freuds Denken und seine Schriften bestimmten. Er betrachtete sie als völlig unterschiedliche Kategorien, wobei er Neurasthenie und Hypochondrie der ersten und Hysterie sowie Zwangsneurosen der zweiten Kategorie zuordnete. Freud war im Begriff, eine Theorie zu entwickeln; sein Schwerpunkt lag auf dem Sexualtrieb und dessen Abwehr. Es ist bemerkenswert, dass Freud, obwohl er auch über Behandlungsmethoden und -techniken schrieb, in seinem Denken weniger beeinträchtigt wurde, wenn ein Patient keine Fortschritte machte, da er dies als Folge des Widerstands oder später als *negative therapeutische Reaktion* bezeichnete.

Heute sind wir gehalten, die Rolle des Traumas, seine lähmenden Auswirkungen auf die Überlebenden und den komplexen Prozess zu untersuchen, der zur Heilung und Genesung erforderlich ist. Ferenczi verbrachte die ersten Kriegsjahre auf den Schlachtfeldern und dann in einem Lazarett, wo er verwundete Soldaten behandelte, die an dem litten, was man damals *Kriegszittern* bezeichnete. Seine frühe Abhandlung *Zwei Arten von Kriegsneurosen* (1916/1917) ist ein sehr bewegender Bericht über seine Arbeit mit Patienten, die unter den Schrecken des Ersten Weltkriegs litten. Seine sorgfältigen und detaillierten Beschreibungen von Zittern, Ticks, Lähmungen, Phobien und anderen Symptomen gehören zu den frühesten Dokumentationen des *Kriegszitterns*. Heute würden diese Symptome als posttraumatische Belastungsstörung (PTBS) diagnostiziert werden, während Ferenczi sie als *traumatische Angsthysterie* bezeichnete. Das Trauma wurde eindeutig als Ursache angesehen, und Ferenczis Ton in seinen Schriften war von tiefer Sorge und Entsetzen über die schrecklichen und grausamen Verletzungen geprägt, die der Krieg den Soldaten zufügte. Diese Erfahrungen übertrugen sich auf Ferenczis Wahrnehmung des verletzten, traumatisierten Kindes im erwachsenen Patienten und prägten sie.

Es ist auch erwähnenswert, dass Freud zu einer Generation von Juden gehörte, die zum ersten Mal Zugang zu Bildung/Universität und bürgerlichen Berufen hatten. Heutzutage würden wir dies als Zugang zu den Privilegien der weißen Bevölkerung des Westens ansehen und damit als die Übernahme von Voreingenommenheiten und Vorurteilen, die die Mehrheitsgesellschaft gegenüber den *Anderen* hatte. Das *Andere* bezieht sich immer auf das Weißsein, aber auch auf Männlichkeit; im Bereich des Psychischen wird Kolonisation demzufolge als ein weiteres Grenzgebiet des Patriarchats betrachtet. Dies führte dazu, dass Frauen, Menschen aus der Unterschicht oder verarmte Menschen, farbige und/oder dunkelhäutige Völker aus Gebieten, die man heute als »Entwicklungsländer« bezeichnen würde, in Freuds Theorien nicht der Norm entsprachen, das heißt, als nichtweiß und männlich abgestempelt wurden.

Die Arbeit von Celia Brickman (2018) beschreibt Freuds Übernahme kolonialistischer und rassistischen Sichtweisen, da er indigene Völker als »primitiv« und unzivilisiert betrachtete, was er dann mit den Kräften im Unbewussten vergleicht. Da Freuds Theorien soziopolitische und historische Aspekte nicht berücksichtigten, flossen rassistische, sexistische und schichtspezifische Vorurteile in seine Theorien ein. Brickman schreibt: »Freud arbeitete in einem konzeptionellen Netzwerk, das stark von der rassistischen Anthropologie des späten neunzehnten Jahrhunderts beeinflusst war, die dazu beigetragen hatte, Europas Politik der Kolonisierung und Versklavung zu legitimieren« (S. xviii). Brickman möchte nicht, dass Freuds Arbeit verworfen, sondern gelesen, kontextualisiert und als Repräsentation einer Normalität verstanden wird, die gleichgesetzt ist mit der dominanten Kultur. Darüber hinaus: Gaztambide (2019) stimmt zwar Brickmans Lesart zu, glaubt aber, dass dies aus der Sicht Freuds komplexer war. Sie nimmt auf historische Studien zur Kolonisierung und frühe protokapitalistische Unternehmen Bezug und argumentiert,

> »die Hautfarbe gab Auskunft über die Schichtzugehörigkeit und bestimmte später die Rasse. Wir finden demnach ein Organisationsprinzip von Macht und Kontrolle, das Jahrhunderte und Generationen überdauerte – das ›Andere‹, egal, ob es als Rasse oder Schichtzugehörigkeit kodiert wird (und wir können auch Gender und Sexualität hinzufügen), ist ›schwarz‹, wild, gefährlich, irrational, primitiv und bedarf der Kontrolle und Beherrschung von außen. Im Gegensatz hierzu ist das ›Selbst‹ rein, weiß, rational, kontrollierend, dominant und zivilisiert.« (S. 8; Übers. E. K.)

Schwarze Psychoanalytiker haben längst das »Weißsein« und die Voreingenommenheiten psychoanalytischer Theorien erkannt. Jones (2015) argumentierte: »Es ist an der Zeit, dass unser Fachgebiet einen der innigsten Wünsche Freuds aufgreift, er wollte nämlich, dass sein Werk mehr ist als eine durch ethnische und rassische Belange begrenzte Behandlungsmethode« (S. 723; Übers. E. K.).

Freud kann man als einen marginalisierten Juden betrachten, der in antisemitische kulturelle Tropen eingebettet war (Gilman, 1993), wie etwa die Rassifizierung der Juden als dunkel oder schwarz (mit Afrika assoziiert) und als (sexuell) degenerierte und minderwertige/emaskulierte Männer. Viele Jahre wurden Juden aufgrund dieser Stereotypen in Ghettos eingesperrt und es wurde ihnen der Zugang zu Bildungs- und Berufsmöglichkeiten verwehrt (Salberg, 2007). Die Emanzipation der Juden trug dazu bei, diese Beschränkungen aufzuheben, der Antisemitismus nahm zwar ab, aber der Hass in Form von genozidaler Gewalt (Pogrome und Holocaust) lebte wieder auf. Es ist auch wichtig und bemerkenswert, dass Freud und viele der frühen Analytiker Werte wie politische und soziale Gerechtigkeit vertraten. Vielleicht übersehen wir angesichts der Betonung intrapsychischer Prozesse, die nach dem Zweiten Weltkrieg in der Psychoanalyse Vorrang hatten, allzu leicht, dass diese Werte einst einen sehr wichtigen Bestandteil der Psychoanalyse darstellten.

Freuds Traumatheorien veränderten sich von einer Verführungstheorie (das Trauma, das in externen Erfahrungen seinen Ursprung hat) hin zur Theorie eines Traumas, das innere Ursachen hat und durch Fantasien sowie ein Ich hervorgerufen wird, das nicht hinreichend entwickelt ist, um libidinöse oder aggressive Fantasien zu regulieren. Bei Ferenczi können wir ein größeres Augenmerk auf die Leiden oder Neurosen der Patienten feststellen, die aus Traumata im wirklichen Leben resultieren, sei es Gewalt wie im Krieg (1916/1917), missbräuchliche Vernachlässigung durch die Eltern (1929) oder sexualisierte Gewalt durch die Familie oder andere wichtige Personen im Leben eines Kindes (1933/1949). Mészáros (2018) schrieb, dass »Ferenczi neue Sichtweisen auf das Trauma entwickelte, die radikal und tiefgreifend genug waren, um verdientermaßen als *Paradigmenwechsel* in der Traumatheorie bezeichnet zu werden« (S. 115; Übers. E.K.). Darüber hinaus argumentierte Rudnytsky (2022), dass Ferenczi und seine Patientin Elizabeth Severn (er nennt sie in seinem klinischen Tagebuch R.N. und spricht im Laufe ihrer Behandlung bei ihm von einem kurzen Experimentieren mit einer »gegenseitigen Analyse«) in ihren individuellen psychoanalytischen Arbeiten »eine vollständig ausgearbeitete *Traumatheorie* verfassten statt einer ›Verführungstheorie‹ [...]. Sie gingen weit über Freud hinaus« (S. 1–11; Übers. E.K.). Ferenczi glaubte, dass seine Patienten von einem wichtigen Erwachsenen in ihrem Leben sexuell missbraucht worden waren und ihnen gleichzeitig die Anerkennung ihres Traumas durch andere verweigert wurde; dadurch schuf er einen neuen Raum, in dem wir darüber nachdenken können, welchen Einfluss äußere Ereignisse auf uns haben, wie sie internalisiert und Teil der inneren Welt werden. Ich möchte die Tragweite dieser Abweichung von Freud und dieser Veränderung des psychoanalytischen Verstehensprozesses unterstreichen.

> »Durch die Identifikation mit dem Aggressor, oder sagen wir, durch seine Introjektion, verschwindet er als Teil der äußeren Realität und wird intra- statt extrapsychisch; das Intrapsychische ist dann – in einem traumähnlichen Zustand, wie bei einer traumatischen Trance – dem Primärprozess unterworfen, das heißt, es kann dem Lustprinzip folgend durch den Einsatz positiver oder negativer Halluzinationen modifiziert oder verändert werden. In jedem Fall hört der Angriff als starre äußere Realität auf zu existieren und in der traumatischen Trance gelingt es dem Kind, die vorherige Situation der Zärtlichkeit aufrechtzuerhalten.« (Ferenczi, 1933/1949, S. 228; Übers. E. K.)

Ferenczis Fokus auf reale Handlungen, die von Erwachsenen ausgeführt wurden, genauso wie seine Überzeugung vom Leid, das durch die Verleugnung und Nichtanerkennung seitens des Erwachsenen entsteht, bildeten einen Gegensatz zu Freuds Festhalten an unbewussten Fantasien. Seiner Zeit voraus, verstand Ferenczi die traumatisierende Wirkung, die die Verweigerung der Anerkennung durch diejenigen hat, deren Fürsorge für das Kind am wichtigsten ist – ich würde dies als ein *Versagen der Zeugenschaft* bezeichnen, ein zutiefst unterbewerteter Aspekt des Traumas. Freuds Reaktion auf Ferenczis Gedanken – und die Kräfte, die Ernest Jones später zum Einsatz bringen würde, einschließlich der Veröffentlichung seiner Arbeiten nur auf Deutsch und nicht auf Englisch im *International Journal of Psychoanalysis* und auch der Verbreitung von Gerüchten, Ferenczi habe einen seelischen Zusammenbruch erlitten –, ermöglichten die Zurückdrängung von Ferenczis Werk für viele Jahrzehnte, über seinen Tod hinaus. So konnte sich die Psychoanalyse weiterentwickeln, ohne dass die Bedeutung und Realität des Traumas in größerem Umfang anerkannt wurden; gleichzeitig entwickelten sich später außerhalb der Psychoanalyse Studien zum Trauma und der intergenerationalen Traumaweitergabe und bildeten ein eigenes Forschungsgebiet.

Mit Ferenczis Arbeiten gibt es eine neue, veränderte Konzeption der Psyche und der Welt. Das Augenmerk liegt jetzt auf dem aktiven Austausch zwischen den Erfahrungen eines Kindes mit Trauma und Verrat im realen Leben und den Versuchen, diese ohne die Hilfe von wichtigen Erwachsenen zu verarbeiten. Es wird nun angenommen, dass äußere Ereignisse innere Prozesse beeinflussen können und dass ein neuer Mechanismus, die Identifikation mit dem Aggressor, zur Introjektion führt. Durch die Zurückdrängung von Ferenczis vielleicht wichtigsten und wertvollsten Arbeiten blieb seine Konzeption über Jahre hinweg außerhalb des psychoanalytischen Forschungsbereichs, was eine weitere Spaltung innerhalb des Fachgebietes der Psychoanalyse bedeutete und selbst eine traumatische Markierung innerhalb des Fachgebietes hinterließ. Balint (1968/1979) schrieb: »Das historische Ereignis der Meinungsverschiedenheit zwischen Freud und Ferenczi wirkte sich wie ein Trauma auf die psychoanalytische Welt aus« (S. 152; Übers. E.K.). Er schildert außerdem, wie eingeengt das Fachgebiet in Bezug auf Veränderungen in der Technik und das Verständnis für den Nutzen der Regression in der Psychoanalyse war.

Ferenczis Vermächtnis und Einfluss in Großbritannien und den Vereinigten Staaten

Ferenczis Werk wurde von Ernest Jones zurückgedrängt und lange Zeit nicht veröffentlicht; sein Ruf wurde geschädigt (siehe Rachman, 1997). Im Rückblick lassen sich trotzdem sein Einfluss und die Saat seiner Ideen erkennen. Michael Balint war einer seiner berühmtesten Schüler, Analysand, enger Freund und literarischer Nachlassverwalter. Balint verließ Budapest im Jahr 1939 und ließ sich in Großbritannien nieder, zunächst in Manchester und später in London.

Es ist das Ergebnis seiner konsequenten und unermüdlichen Bemühungen, dass Ferenczis Ideen, seine Arbeiten und sein Einfluss wieder in die Psychoanalyse integriert wurden, es waren Bemühungen, das Trauma der Angriffe gegen ihn und seines Ausschlusses zu reparieren – ein Einsatz, für den wir sehr zu Dank verpflichtet sind. Balint hielt die Übersetzung und Veröffentlichung von Ferenczis Schrift *Sprachverwirrung zwischen den Erwachsenen und dem Kind* ins Englische bis 1949 zurück, da er glaubte, sie würde zu diesem Zeitpunkt besser aufgenommen werden; sie erschien im *International Journal of Psychoanalysis*. In seinen eigenen Arbeiten (1968/1979) entwickelte Balint Ferenczis frühe Gedanken zu Regression und Trauma weiter. In sämtlichen Aufsätzen und jedem Kapitel seines Werkes kann man erkennen, wie er die Verdienste der Entdeckungen Ferenczis eifrig zitierte und die Grenzen des klassischen Freud'schen Denkens und seiner Technik aufzeigte. Nach den »Controversial Discussions« schloss sich Balint in der Britischen Psychoanalytischen Gesellschaft der »Middle Group« an, heute bekannt als »Independent Group«.[2] Er stellte sich auf die Seite von Fairbairn, Winnicott und Bowlby; sie waren alle Analytiker, die von der Triebtheorie abrückten und sich auf die frühe Mutter-Kind-Beziehung, Traumata und die umfassendere Theoriebildung der Objektbeziehungstheorie konzentrierten (siehe Ricaud, 2018).

Ferenczis Einflüsse sind in der Arbeit von Melanie Klein in einer Art und Weise zu erkennen, die sich von ihm, ihrem ersten Analytiker, unterscheidet und über ihn hinausgeht. Seine Schriften über Projektion und Introjektion waren Vorläufer von Kleins umfassenderer Ausarbeitung der inneren Welt des Säuglings. Minuchin (2018) glaubt, dass Ferenczis Einfluss außerdem auch Kleins emotionales Wachstum prägte, als sie nach dem Tod ihrer Mutter und ihrer schwierigen Ehe mit einer tiefen Depression kämpfte. Vielleicht wa-

2 Unter den »Controversial Discussions« versteht man eine ausgedehnte Reihe von Sitzungen der Britischen Psychoanalytischen Gesellschaft, an denen zwischen Oktober 1942 und Februar 1944 die Wiener Schule, vertreten durch Anna Freud, und die Anhänger von Melanie Klein teilnahmen.

ren jedoch Ferenczis Ideen über frühkindliche emotionale Deprivation in der Mutter-Kind-Beziehung und/oder Trauma gleichermaßen wichtig. Kohon (1986) schrieb,

> »Ferenczis Auffassung von ›frühkindlicher emotionaler Deprivation in der Mutter-Kind-Beziehung‹ und seine Vorstellung, dass Objektbeziehungen sogar in den tiefsten Schichten der Psyche existieren, bildeten den theoretischen Hintergrund, auf dem sich die Gedanken von Melanie Klein, Michael Balint, Ronald Fairbairn, Donald Winnicott und anderen entwickeln konnten.« (S. 21; Übers. E. K.)

Dieser Schwerpunkt zeigt sich auch in Bowlbys Entwicklung der Bindungstheorie und seinem Konzept einer sicheren Basis, dem Bedürfnis des Säuglings/Kindes in Zeiten der Angst die Mutter oder Hauptbezugsperson aufzusuchen bzw. zu ihr zurückzukehren. Die daraus resultierende Erfahrung, sich »sicher« und getröstet zu fühlen, ermöglicht es dem Säugling, seine Erkundung der Welt fortzusetzen. Ebenso wichtig ist die Feststellung, dass Klein in Übereinstimmung mit Freuds Triebtheorie an einer Ein-Personen-Konzeptualisierung der Psyche festhält und eine der schärfsten Verfechterinnen des Todestriebes bleibt. Die Arbeiten der anderen Analytiker – Balint, Fairbairn, Bowlby und Winnicott – enthielten jeweils gewisse Aspekt einer Zwei-Personen-Psychologie.

Winnicotts Ideen drehten sich sicherlich weiterhin um die Ausarbeitung des Wechselspiels zwischen der Welt und dem Kind. Dies zeigt sich am deutlichsten in seiner Konzeptualisierung der Angst vor einem Zusammenbruch und einer Katastrophe. Winnicott versteht unter »Impingement« die Erfahrung unvorstellbarer oder archaischer Angst, eines Übermaßes an Angst, bevor es ein Selbst gibt, das denken oder mit dieser Angst umgehen kann, bevor das Baby/Kind ein Gespür entwickelt, dass es weiterexistieren kann. Diese Angst führt zu einer Spaltung des Selbst und zur Entstehung eines falschen Selbst als Folge des Traumas. Mütterliche Deprivation ist ein thematischer Schwerpunkt bei Winnicott (1967):

»Das Gefühl, dass die Mutter existiert, dauert x Minuten. Wenn die Mutter länger als x Minuten abwesend ist, schwindet die Imago der Mutter und damit auch die Fähigkeit des Babys, das Symbol der Einheit zu nutzen. Das Baby ist verzweifelt, aber es *erholt sich* bald von dieser Verzweiflung, da die Mutter in x + y Minuten zurückkehrt [...]. [D]as Baby hat sich nicht dauerhaft verändert. Aber in x + y + z Minuten wurde das Baby *traumatisiert* [...]. [D]ie Rückkehr der Mutter kann den veränderten Zustand des Babys nicht mehr heilen. Ein Trauma impliziert, dass das Baby einen Bruch in der Kontinuität seines Lebens erfahren hat, sodass es jetzt primitive Abwehrmechanismen in Gang setzt, um sich vor einer Wiederholung der ›unvorstellbaren Angst‹ oder einer Rückkehr des akuten Zustands der Verwirrung zu schützen, der zur Desintegration der sich entwickelnden Ich-Struktur gehört.« (S. 369; Übers. E. K.)

Der Einfluss Ferenczis lässt sich in Frankreich und den Vereinigten Staaten beobachten, wo die Psychoanalyse Wurzeln schlug und/oder von emigrierten Analytikern eingeführt wurde, die aus Nazideutschland vor dem tödlichen Antisemitismus und dem Krieg flohen. Den Ursprung der Ideen Ferenczis in Frankreich werde ich im nächsten Abschnitt erörtern, wenn ich die frühesten Schriften zur transgenerationalen Traumaweitergabe untersuche. Was die Vereinigten Staaten betrifft, so lassen sich Ferenczis Einflüsse an seiner Analysandin Clara Thompson und später an Erich Fromm ermessen. Harry Stack Sullivan hatte 1926 an der New School in New York einen Vortrag Ferenczis gehört. Er interessierte sich sehr für Ferenczis Gedanken über schwere Traumata, und da er es sich nicht leisten konnte, zur Analyse nach Europa zu reisen, drängte er seine vertraute Kollegin Clara Thompson, dies an seiner Stelle zu tun und Ferenczis Ideen und Techniken von dort mitzubringen. Sullivans Plan war, Thompson solle ihn analysieren und ihm helfen, sein schweres frühes Trauma zu heilen. Thompson ging – zunächst für zwei Sommer, 1928 und 1929 – tatsächlich nach Europa. Sie fand diese Sitzungen sehr hilfreich und zog 1931 nach Budapest, um sich weiteren Behandlungen zu unterziehen und eine Ausbildung zu machen. Dort blieb sie bei Ferenczi bis zu dessen Tod in Behandlung.

Thompson bestätigt in ihren Schriften über den Beitrag ihres Analytikers zur Psychoanalyse, dass Freud einige von Ferenczis einzigartigen Arbeiten abwertete und verhöhnte, wobei er sich auf seine Gedanken zur Technik bezog und seine Theorie als »nicht psychoanalytisch« bezeichnete, eine Formulierung, die in dem Fachgebiet bis heute als ein harter, autoritärer und regulatorischer Maßstab gilt.[3] Die wichtigsten Themen aus ihrer Analyse mit Ferenczi, auf die Thompson zurückgriff, scheinen aus seiner Entspannungstherapie zu stammen. Zusammen mit Sullivan, Fromm und anderen löste sie sich vom New York Psychoanalytic Institute und der Orthodoxie dieses Instituts und gründete den New Yorker Zweig des Washington Institute, das später in William Alanson White Institute umbenannt wurde. Thompson schrieb über die wirkliche Persönlichkeit des Analytikers, über Aufrichtigkeit und die Fähigkeit des Analytikers, ehrlich zu sein, wenn er Fehler macht, und echt zu sein, wenn er dem Patienten Liebe und Zuneigung schenkt. All diese Ideen finden sich in der Arbeit von Ferenczi (1932/1995) in seinem *Klinischen Tagebuch* wieder.

Mit der Übersetzung und Veröffentlichung des *Klinischen Tagebuchs* von Ferenczi wurde die Wiederentdeckung seiner Arbeit über Traumata und die Veränderung der Behandlungstechnik besser zugänglich und bekannt. Dies trug bei zu einer Art Paradigmenwechsel weg vom klassischen ödipalen Deutungsfokus hin zu früherem, präödipalem Material, vom inneren Konflikt hin zur Akzeptanz der Auswirkungen externer Traumata auf die Psyche und der größeren Akzeptanz eines eher interpersonellen und interaktiven Behandlungsansatzes. Die Folge war außerdem eine umfassende Verschiebung der Psychoanalyse hin zu einem intersubjektiven Modell der Psyche und der Behandlungstechnik. Thompson stand eindeutig un-

3 Viele Veränderungen in der Theorie und der Behandlungstechnik beschwören im Laufe der Jahre weiterhin ein Gespenst herauf und entfachen die Kritik, nicht psychoanalytisch zu sein; hierzu gehören die Behandlung von Angesicht zu Angesicht, niederfrequente Sitzungen und die Einbeziehung von Themen wie Rasse, Schichtzugehörigkeit, Ethnizität und Gender, um nur einige Beispiele zu nennen.

ter dem Einfluss dieser Richtung; sie brachte in die interpersonelle Psychoanalyse die Hervorhebung zweier interagierender Personen (Patient und Analytiker) und die reale Beziehung ein, die sich zusammen mit der Übertragungsbeziehung entwickelt. Shapiro (1993) vertritt jedoch die Ansicht, dass es Thompsons Versäumnis war, Ferenczis Hervorhebung des Traumas und dessen Verleugnung durch die Eltern, die für das Kind traumatisierend ist, in ihre Arbeit und ihre Schriften in vollem Umfang mit einzubringen.

Erich Fromm stand ebenfalls unter dem Einfluss von Ferenczis Arbeit und setzte sich für ihn ein. Er zitierte Ferenczi und wandte sich gegen die negative Kampagne, die Ernest Jones gegen Ferenczis Ruf geführt hatte. Fromm war von den Vorstellungen der Frankfurter Schule beeinflusst, dass Individuen von sozialen Strukturen geformt werden und nicht umgekehrt. Er kritisierte Freuds Theorien und verglich sie mit den Haltungen und Moralvorstellungen der bürgerlichen/kapitalistischen Gesellschaft. Außerdem betonte Fromm, dass Ferenczi Liebe und Empathie gegenüber den Patienten forderte und dass Analytiker ihre Fehler gegenüber ihren Patienten eingestehen sollten. In seinen Schriften über Ferenczis Einfluss auf Fromm übersetzte Bacciagaluppi (1993) ein Zitat aus einem deutschsprachigen Aufsatz, den Fromm unmittelbar nach Ferenczis Tod schrieb:

> »Der frühe Tod Ferenczis ist ein tragisches Ende seines Lebens. Hin- und hergerissen zwischen seiner Angst vor einem Bruch mit Freud und der Erkenntnis, dass eine Abkehr von Freuds Behandlungstechnik notwendig war, hatte er nicht die innere Kraft, den Weg bis zum Ende zu gehen. Sein Gegensatz zu Freud ist grundsätzlicher Art; es ist der Gegensatz zwischen einem menschlichen und freundlichen Ansatz, der das Glück des Analysanden bedingungslos bejaht, und einer patriarchalisch-autoritären ›Toleranz‹, die im Grunde feindlich ist.« (S. 187f.; Übers. E. K.)

Des Weiteren argumentiert Bacciagaluppi, dass Ferenczis Einfluss sich auf die britische »Middle School« und die amerikanische »Interpersonal School« ausdehnte – allerdings mit unterschiedlichen

Schwerpunkten; infolgedessen gab es nur wenige Kontakte zwischen diesen beiden Richtungen und keine gegenseitige Befruchtung.

Theorien der transgenerationalen Traumaweitergabe

Die Psychoanalyse des 20. Jahrhunderts wurde in vielerlei Hinsicht von sozialen und politischen Traumata geprägt: von historischen Kräften der politischen Revolution in Russland, dem Aufstieg des Kommunismus, dem Faschismus, dem Ersten und Zweiten Weltkrieg und einer genozidalen Form des Antisemitismus, die im Holocaust gipfelte. Als diese Wellen des Umbruchs und der Zerstörung sich ausbreiteten, folgte eine Massenauswanderung; dies hatte zur Folge, dass die aufkeimende und wachsende psychoanalytische Bewegung, die sich ursprünglich auf Wien konzentrierte und auch in Berlin und Budapest Zentren besaß, auseinanderbrach. Es gab zwei Hauptwellen, in denen auswanderungswillige Analytiker die wichtigsten psychoanalytischen Zentren verließen. Die erste Welle fand nach dem Ersten Weltkrieg (1918–1921) statt, die zweite Welle, zu der die Überlebenden des Holocaust gehörten (einschließlich derer, die aus den Konzentrationslagern kamen, derer, die untertauchten und derer, die aktiv im Widerstand tätig waren), folgte in den Jahren vor dem Zweiten Weltkrieg und nach Kriegsende. Emigrierte Analytiker, die fliehen konnten, hatten sowohl in London als auch in den Vereinigten Staaten mit Einwanderungsquoten zu kämpfen, andere fanden ihren Weg nach Südamerika.

Zu einem hohen Prozentsatz waren diese emigrierten Analytiker Juden, die vor den Nazis und dem sicheren Tod flohen. Kuriloff (2013) untersuchte das Schweigen der Emigranten, die weder über ihre Erfahrungen mit dem Holocaust und ihre erlittenen Traumata sprachen noch in ihren Sitzungen ihre Patienten, die geflohen waren und überlebt hatten, danach fragten. Kuriloff stellte fest, dass es unseren analytischen Theorien an sichtbaren Spuren dessen mangelt, was sich gerade ereignet hatte und ertragen worden war

– oder vielleicht sollte man besser von *fehlender Präsenz* sprechen. Das Überleben dieser Traumata hinterließ einen prägenden Einfluss sowohl auf das, worüber lange Zeit nicht gesprochen werden konnte, als auch auf die Resilienz, die viele entwickelten, um die Grausamkeiten auszuhalten und kreative Versuche zu unternehmen, ihre Menschlichkeit zu bewahren. Ornstein (2004) schrieb, dass sie sich auf ein Leben in ihrer Fantasie stützte, um die Brutalität des Lebens in Auschwitz zu verkraften. Doch die Katastrophe in Europa während dieser Jahre und die zerstörerische Gewalt gegen Juden fand erschreckender Weise in den Schriften und der Arbeit einer Gruppe, die mehrheitlich jüdisch war, keinen Platz. Prince (2009) argumentierte, die Psychoanalyse selbst sei durch den Holocaust traumatisiert worden:

> »Die Psychoanalyse ist eine Überlebende des Holocausts. Sie wurde gegründet und gedieh in mitteleuropäischen Zentren, die von den Nazis zerstört wurden. Eine Kerngruppe von Flüchtlingen, die Verfolgung und Exil durchlebten, war maßgeblich am Wiederaufbau ihrer Bewegung an fremden Ufern beteiligt.« (S. 179; Übers. E. K.)

Aron und Starr (2013) erweiterten den Gedanken von Prince (2009), dass die Psychoanalyse selbst eine Überlebende von Traumata sei; sie argumentierten, dass sie aus einem Trauma heraus geboren wurde und sich aus der wachsenden Saat des virulenten Antisemitismus in einem Europa entwickelte, das von anhaltendem Rassismus, Frauenfeindlichkeit und Homophobie durchdrungen war. Heute können wir dieses Schweigen als eine Reaktion auf die erlittenen Traumata ansehen, als eine dissoziative Lücke, die den Menschen den Versuch ermöglichte, ihr Leben neu zu gestalten; aber der psychoanalytische Kanon dieser Zeit enthielt keine derartigen Überlegungen zu diesem Thema.

Interessanterweise braucht es bei jedem Trauma oft eine gewisse Zeit, bevor eine Verarbeitung stattfinden kann. Die Verarbeitung des Holocaust-Traumas brauchte sicherlich Zeit, damit es untersucht werden konnte, und möglicherweise verzögerte sich dadurch eine allgemeinere Erforschung der transgenerationalen Übertragung anderer historischer Traumata. Davoine (2007) glaubt, dass es ein halbes Jahrhundert dauert, um einen Krieg zu verarbeiten, was eine noch längere Gestationszeit des Schweigens nahelegt. Es ist deshalb bemerkenswert, wann Theorien zur Traumaweitergabe von einer Generation auf die nächste auftauchen. In den frühen Arbeiten von Nicolas Abraham und Mária Torok in französischer Sprache und in ihren gesammelten Schriften *The Shell and the Kernel* (1994) können wir erste Einflüsse Ferenczis und der ungarischen Schule erkennen.

Sowohl Abraham als auch Torok waren gebürtige ungarische Juden: Er emigrierte 1938 vor dem Krieg nach Paris, sie kam 1947 nach dem Krieg nach Paris. Beide machten in Frankreich ihre Ausbildung und lernten sich Anfang der 1950er-Jahre an der Sorbonne kennen. Das Buch ist eine Sammlung ihrer eigenständigen und ihrer gemeinsamen Arbeiten, die sich – auch unter Bezugnahme auf Klein – mit Aspekten der Theorien von Freud und Ferenczi befassen. Auch wenn keiner der beiden Ferenczi persönlich kannte, vertritt Rand (1994) die Ansicht, dass Abrahams und Toroks Bestreben, ebenso wie das von Ferenczi, darin bestand, auf Freuds früheste Gedanken zur Verführung in der Kindheit und zur Ursächlichkeit des Traumas für die Entwicklung von Neurosen zurückzugreifen. Ihre Absicht bestand darin, dass die Lebensgeschichte einer Person und nicht die Theorien den Fortgang einer Analyse bestimmen sollten. Auf diese Weise kritisierten sie die Freud'sche Theorie und erweiterten sie gleichzeitig.

Ihr originellster Gedanke – die Idee einer transgenerationalen Heimsuchung, die sie als *Phantom* bezeichnen – wurde entwickelt, um Symptome wie Phobien und zwanghafte Verhaltensweisen zu verstehen. Sie beschrieben Phantome als magische Lösungen für verleugnete und abgelehnte Trauer. In Anlehnung an Ferenczis Konzeptualisierung der Introjektion sieht Torok den theoretischen Faden von Ferenczis (1926) ursprünglicher Konzeptualisierung der Introjektion als eine Art und Weise, wie die Außenwelt im Inneren des Ichs aufgenommen wird. Freud (1917) hat Ferenczis Gedanken in *Trauer und Melancholie* erweitert und beschreibt theoretisch, wie der Verlust des Objekts verleugnet werden kann, indem das Objekt durch den Prozess der Identifikation in das Ich einverleibt wird. Torok argumentierte, dass einige Verluste als verleugnete Traumata betrachtet werden können und dass die Inkorporation des Objekts im Gegensatz zur Introjektion die Implementierung einer Fantasie beziehungsweise unter gegebenen Umständen eine Abkapselung im Unbewussten ermöglicht. Rand (1994) führt diesen Gedanken folgendermaßen ein:

> »Zu den Faktoren, die eine Introjektion verhindern, gehören das Phantom, ein unentdecktes Familiengeheimnis, das an einen ahnungslosen Nachkommen weitergegeben wird, die Krankheit des Trauerns, die [Abraham und Torok] als schmerzlichen Verlust bezeichnen, der durch einen unerwünschten sexuellen Ausbruch des Trauernden zum Zeitpunkt des Verlusts erschwert wird, die Inkorporation bzw. die geheime, überlebenswichtige Übernahme einer fremden Identität und auch das Geheimnis bzw. die Gruft, die ein unaussprechliches, aber vollständig entfachtes Begehren ›einkerkert‹.« (S. 16; Übers. E. K.)

Diese »eingekerkerten« Geheimnisse unterbrechen die Entwicklung und werden zu geisterhaften Erscheinungen, die an die nächste Generation weitergegeben werden. Abraham und Torok schrieben nie direkt über den Krieg in Europa und auch nicht über ihre Erfahrungen, in jener Zeit jüdisch zu sein, in der die Virulenz des Antisemitismus zum Versuch des Völkermords Hitlers und der Nazis und der Auslöschung der Juden in Europa führte. Sie sprachen auch nicht davon, dass sie ihre Heimat in Ungarn verlassen und emigrieren mussten, doch diese sozialen und politischen Kräfte zeigen sich in ihrer Hervorhebung der äußeren Traumata und Verluste, die man nicht kennen und darum nicht wirklich betrauern kann. Ihre Rekonzeptualisierung der psychoanalytischen Theorie – wie die von Ferenczi vor ihnen – stützt sich nicht auf Triebe oder primären Narzissmus, sondern auf reale Ereignisse innerhalb einer Familie und der Welt.

Etwa zur gleichen Zeit riefen in den Vereinigten Staaten Selma Fraiberg, Edna Adelson und Vivian Shapiro (1975) ein Programm für die psychische Gesundheit von Kindern ins Leben. In ihrer inzwischen klassischen Arbeit, die sich an einem traditionellen Freud'schen Modell orientiert, brachten die Gespenster der nicht erinnerten Vergangenheit der Eltern ihre Kinder in akute Gefahr, was unkonventionelle häusliche Interventionen bei der Behandlung dieser Familien erforderlich machte.

> »Unsere Hypothese lautet, dass der Zugang zum eigenen Schmerz in der Kindheit zur wirksamen Abschreckung gegen eine Wiederholung in der elterlichen Erziehung wird, während die Verdrängung und die Abkapselung des schmerzhaften Affekts die psychologischen Voraussetzungen für eine Identifikation mit den Verrätern und Aggressoren schaffen [...]. In jedem Fall, wenn ein Elternteil durch unsere Therapie dazu gebracht wurde, sich an die Ängste und Leiden in seiner Kindheit zu erinnern und sie wiederzuerleben, verschwinden die Geister und die betroffenen Eltern werden zu Beschützern ihrer Kinder vor der Wiederholung ihrer eigenen konfliktreichen Vergangenheit.« (Fraiberg et al., 1975, S. 420f.; Übers. E. K.)

Ich glaube, diese Arbeit beruhte auf der Annahme, dass eine sichere, verlässliche Bindung von größter Bedeutung ist. Angesichts der traumatischen körperlichen und sexuellen Gewalt in der Geschichte der Eltern, mit denen sie arbeiteten, wollten sie durch ihre Interventionen nicht nur verhindern, dass Furcht und Angst transgenerational weitergegeben werden, sondern auch, dass sich gewalttätiges Verhalten über Generationen hinweg entwickelt. Ihre Ideen und Interventionen waren ein bemerkenswerter Vorgriff in die Richtung, in die sich das Fachgebiet später bewegen sollte.

Der nächste Punkt, an dem die Theorien zur transgenerationalen Traumaweitergabe ansetzten, ist der schmerzhafte Prozess der Symptome, der Bezeugung und der Zeugenschaftsprojekte von Holocaust-Überlebenden in den Vereinigten Staaten. Analytiker hatten lange Zeit nicht begonnen, über die Auswirkungen des Zweiten Weltkriegs und des Holocaust-Traumas auf die psychoanalytische Theorie und Praxis zu schreiben, bis – wie Laub und Auerhahn (1993) andeuten – die nachfolgenden Generationen von Analytikern begannen, diese Wunde der Geschichte zu verarbeiten. Bergmann und Jucovy (1982) verfassten einige der frühesten Schriften der Psychoanalyse über die Auswirkungen des Holocaust auf die Überlebenden in den frühen 1960er-Jahren und auf die zweite Generation einige Jahre später. Bergmann und Jucovy (1982), Grubrich-Simitis (1984), Kestenberg (1982), Krystal (1985) und andere waren ziemlich revolutionär, als sie schrieben, dass ein Trauma – in Wirklichkeit großgeschrieben – sich auf die Psyche eines Menschen auswirken und seine Beziehungen beeinträchtigen kann. Abraham und Torok schrieben zwar auch über diese Themen, ihre Arbeiten wurden aber bisher nicht ins Englische übersetzt. Zu sagen, dass sowohl der Erste als auch der Zweite Weltkrieg Zehntausende von Leben zerstört haben, ist zweifellos eine Untertreibung, und wir können jetzt erkennen, wie in der Theorie begonnen wird, diese Traumata aufzuarbeiten und den Bruch zu erklären, der jetzt in der Altersgruppe sichtbar wird, die als »zweite Generation« bekannt wurde.

Im Jahr 1967 veranstaltete die Internationale Psychoanalytische Vereinigung das erste Symposium zu dem Thema »Psychic traumatization through social catastrophe«. Frühe Autoren fanden Gemeinsamkeiten bei den Familien der Überlebenden. Kestenberg (1982) untersuchte die Auswirkungen des Holocausts auf die zweite Generation und stellte den Gedanken in den Vordergrund, dass Eltern, die überlebt hatten, möglicherweise die Konflikte und Psychopathologie als Folge ihres eigenen Traumas während des Holocaust an ihre Nachkommen weitergeben. Kestenberg und Epstein (1979) starteten gemeinsam eine Initiative zur Erforschung der transgenerationalen Weitergabe der Traumata, die im Zusammenhang mit dem Holocaust auftraten, an nachfolgende Generationen.

Obwohl die Autoren sich klassischer theoretischer Deutungskonzepte bedienten, begonnen sie, »Big History« als wichtigen Kontext für das Verständnis psychischen Lebens zu benennen. Die Datenfülle, die Laubs (1989, 1992, 1995) Arbeit mit Videoaufnahmen von Zeugenaussagen (die er 1979 begann), zu der auch die Mitbegründung des »Fortunoff Video Archive of Holocaust Testimonies« an der Yale

University gehörte, zur Verfügung stellte, trug ebenfalls wesentlich dazu bei, dass wir mehr über die Auswirkungen des Holocaust-Traumas auf die Überlebenden und ihre Familien erfahren konnten. Laub (2017) war nicht nur ein engagierter Psychiater/Psychoanalytiker, sondern hatte bekanntlich auch als Kind den Holocaust überlebt und war Kind eines Holocaust-Überlebenden.[4] Laub (1989), Direktor und Forschungsleiter des Video-Zeugenschaft-Projekts im Rahmen des *Genocide Studies Program* an der Yale University prägte den treffenden Ausdruck *the empty circle* (der leere Kreis), indem er sich auf das Traumelement eines seiner Patienten bezog. Der Leitgedanke des *leeren Kreises* erfasst »die Abwesenheit einer Repräsentanz, den Bruch des Selbst, die Auslöschung der Erinnerung und ein damit einhergehendes Gefühl der Leere, die das zentrale Vermächtnis eines massiven psychischen Traumas sind« (S. 507; Übers. E.K.). Laub stellte fest, dass trotz des Wissens um das Trauma ihrer Eltern die Kinder von Traumaüberlebenden in den Überlebensgeschichten und inneren Welten ihrer Familienmitglieder ein Loch, das Gefühl, dass etwas fehlt, erleben.

Außerdem möchte ich hervorheben, dass traumatische Zustände nicht die einzigen Übertragungen sind, die stattfinden. Sie sind erwähnenswert wegen ihrer disruptiven Wirkung und der Art und Weise, wie sie Bindungen zerstören. Aber der Eindruck, der entstand (wie dies in einem großen Teil der Literatur über den Holocaust der Fall ist), dass Traumata und die Folgeschäden das gesamte Leben der Überlebenden und die Psyche ihrer Kinder durchdringen, wurde zu Recht kritisiert (siehe Ornstein, 2003; Richman, 2006). In seiner Kritik an Anna Ornsteins ergreifender Denkschrift (2004) mahnt uns Richman (2006) zu erkennen, dass das Nachdenken in diesem Bereich unter der dichotomen Betrachtungsweise des Traumas gelitten hat, das heißt, der Unterscheidung zwischen geschädigten und resilienten Personen. Ich bin zu der Überzeugung gelangt,

4 Siehe Laubs (2017) Schrift über sein erneutes Betrachten des Videos, das die Holocaust-Zeugenaussage seiner Mutter zeigt, sowie über seine Bewusstheit seiner multiplen Identitäten und des Verstreichens der Zeit.

dass dies wieder einmal eine Form der Spaltung ist, die in unseren Köpfen und unseren Theorien stattfindet. Ein Schritt in Richtung einer Position, die beide Seiten einbezieht, erfordert ein Ende der Spaltung – Grand (2018b) schrieb:

> »Wir dürfen nicht versäumen, die tatsächliche menschliche Resilienz zu würdigen, die oftmals bei den Lebenden und den Toten während und nach einem Trauma vorhanden ist. Allzu oft haben wir jedoch die Vorstellung von einem Entweder-Oder, was den menschlichen Geist betrifft. Entweder ist er tot oder lebendig, entleert oder heldenhaft […]. Meiner Ansicht nach gibt keine der beiden Vorstellungen für sich genommen traumatische Erfahrungen adäquat wieder […] und würdigt [auch nicht] die Zwischentöne des Überlebens. Beide Polaritäten verkörpern möglicherweise ein Versagen der Anerkennung, indem diejenigen, die bereits zu Objekten gemacht wurden, nicht mehr als Individuen betrachtet werden.« (S. 11; Übers. E. K.)

Angesichts all der Arbeiten, die über den Holocaust verfasst wurden, fällt auf, dass der Beinahe-Völkermord an den Eingeborenen in den Ländern, in denen eine Kolonisierung stattfand, nicht in gleicher Weise erforscht wurde (wie beispielsweise in den Vereinigten Staaten, den karibischen Inseln, Mexiko, Südamerika und Australien, um nur einige zu nennen); dies gilt auch für die Versklavung von Afrikanern und deren fortgesetzte Ausbeutung durch Besitzsklaverei und für das Vermächtnis der Sklaverei im Rassismus, für die anti-asiatischen Gesetze sowie für die Gewalt an nicht-weißen Völkern und deren Verfolgung im Allgemeinen. Jedes Ereignis von Massengewalt wird durch vorsätzliche Vergesslichkeit und kollektive Verleugnung möglich. In der Folgezeit kommt es oft zu einer gemeinschaftlichen Unfähigkeit, die Ungeheuerlichkeit der Gräueltaten zu ertragen, zu verstehen oder zu beginnen, sie zu verarbeiten. Schweigen ist weiterhin die Antwort der Welt. Die Überlebenden des Holocaust wurden durch dieses Schweigen unterdrückt; dies gilt immer noch für People of Color. Viele Überlebende von Völkermorden oder Massentraumata werden von ihren Erinnerungen überflutet und sind dadurch gezwungen, mit ihren Kindern zu sprechen; andere sprechen nie ein Wort. In der Zeit nach einer Gräueltat müssen die Kinder der Überlebenden mit der besonderen Bedrängnis ihrer Eltern zurechtkommen. Oft müssen sie dies in Kulturen leisten, die keinen Container für die Reflexion und Anerkennung dieser Big History bieten.

Der Holocaust trug dazu bei, dass Psychoanalytiker sich auf die Fähigkeit des Menschen zu genozidalem Hass und die Auswirkungen dieser Gewalt auf die Überlebenden konzentrierten. Dieser Fokus erweiterte in den letzten zwei Jahrzehnten unseren Blick auf andere fortdauernde Beispiele menschlicher Grausamkeit: politische Säuberungen und brutale Kriege, Sklaverei und ihr Vermächtnis im Rassismus, sexualisierte Gewalt an Kindern und Menschenhandel zum Zweck der sexuellen Ausbeutung, Hass im Angesicht von sexuellen Unterschieden und Genderunterschieden sowie alle fremdenfeindlichen Formen der Verfolgung. Wir (Grand & Salberg, 2015; Salberg & Grand, 2017) haben unsere Arbeit auf diese Themen fokussiert, indem wir das Vermächtnis dieser Massengewalt über Generationen hinweg untersuchen. Wir sind zutiefst beeindruckt und besorgt über das, was an spätere Generationen weitergegeben wird: sowohl unsere destruktiven *als auch* unsere resilienten Muster.

In den Bereichen Trauma, Zeugenschaft und psychoanalytischer Theorie wurde zwar gute Arbeit geleistet, sie muss aber durch aktuellere Modelle der Psyche, die unser eher traditionelles Paradigma verändern, auf den neuesten Stand gebracht werden. Wie werden Erinnerungen symptomatisiert, wie werden sie wiederholt und transformiert? Mir haben folgende Themen als sich überkreuzende Fäden zu denken gegeben: psychischer Schmerz und psychische Symptome, zwischenmenschliche Schwierigkeiten, die Verbindung zwischen Psyche und Körper, die sozialen Zusammenhänge und Big History. Diese Fäden prägen Kultur, Ethnie und Gender – und sie werden von diesen in einer sich gegenseitig durchdringenden Schleife geprägt.

Die Untersuchung der transgenerationalen Traumaweitergabe begann mit dem Blick auf das Holocaust-Trauma, wird inzwischen aber auf umfangreiche Weise weitergeführt (Gerson, 2009; Grand, 2009; Grand & Salberg, 2015; Guralnik, 2014; Harris, Kalb, & Klebanoff, 2016; Richman, 2006). Erst in den letzten zwanzig Jahren dehnte sich die Forschung zu Zeugenschaft, Bezeugung und der transgenerationalen Traumaweitergabe über den Holocaust hinaus auf andere politische und soziale Traumata und Völkermorde aus. Es liegen Arbeiten von Apprey (2003, 2017), Gump (2010) und Leary (2002, 2012) über das Erbe der afroamerikanischen Sklaverei in den nachfolgenden Generationen vor; Davoine und Gaudillière (2004) stellten einen Zusammenhang zwischen der unvollständigen Erinnerung an den Zweiten Weltkrieg einerseits und Psychosen in den nachfolgenden Generationen andererseits her; Faimberg (1998, 2009) hat die Idee des »Teleskopierens der Generationen« formuliert; und Reis (2005) hat sich bemüht, die analytischen Konzeptionen der Geschichte eines Patienten über die Betrachtung seines Entwicklungsverlaufs hinaus zu erweitern, um die prägende Kraft der Ereignisse bei der Entstehung von Kultur oder die konkreten Personen miteinzubeziehen, die die Kultur und die kulturellen Ereignisse durchleben. Die sehr wichtige Arbeit mit den Überlebenden von sexualisierter Gewalt in der Kindheit zeigte einen zusätzlichen Weg auf, wie das Trauma Eingang in die Psychoanalyse fand (siehe Alpert, 2017; Davies & Frawley, 1994; und andere). Diese Arbeit stellte Dissoziationen und die verinnerlichten Objektbeziehungen zwischen Opfer, Beobachter und Täter in den Vordergrund. Mit der Rückkehr zu den frühen Arbeiten von Freud und der klinischen Perspektive von Ferenczi gaben diese Aufsätze den Anstoß zu einem umfassenden Blick auf dissoziative Prozesse. Grand (2000) untersuchte das Vermächtnis des armenischen Völkermords sowie die transgenerationale Weitergabe des Völkermordtraumas durch die Verübung von sexualisierter Gewalt an nachfolgenden Generationen; Grand (2015) erforschte auch das rassistische Vermächtnis des »Verschwindens« der amerikanischen Ureinwohner in den USA und brachte dies mit der afroamerikanischen Sklaverei in Verbindung. Vaughans (2015) schrieb über die langfristigen Auswirkungen der Sklaverei und erweiterte das Konzept des »kulturellen Introjekts«, das das Leben von Schwarzen und Weißen heute beeinflusst. Ich selbst (Salberg, 2015) habe darüber geschrieben, wie die Bindungsbeziehung die Art und Weise der transgenerationalen Traumaweitergabe prägt und dazu beiträgt, dass elterliche Dysregulation, die aus traumatischen Erfahrungen resultiert, stattfindet bzw. nicht stattfindet.

Faimbergs (1996, 1998, 2009) umfangreiche Arbeit untersucht diese intergenerationalen Vorgänge und sieht sie als narzisstische Identifizierungen der kindlichen Psyche durch die verstörenden Affekte der Eltern. Sie erforscht die Auswirkungen, die der Holocaust und die Emigration auf mehrere Generationen hatten, und welche Anforderungen der historische Kontext eines so umfassenden Traumas an unsere Psyche stellt. Faimberg fand in ihrem Patienten Mario jemanden, der in seinem eigenen Leben und seiner eigenen Erfahrungswelt nicht vorkam, während er tatsächlich im geheimen Leben seiner Eltern vor seiner eigenen Geburt präsent war – ein Beispiel für ihr Konzept des »Teleskopierens der Generationen«. Für Faimberg (2009) ist das Innere des Kindes eines Traumaüberlebenden nicht leer, sondern voll von der verdichteten Geschichte der Eltern, was zu einer »verfremdeten Identifizierung« im Kind führt: »Die Identifizierungen stellen eine ›Verbindung zwischen den Generationen‹ her, sie stellen eine Verfremdung dar und stehen im Gegensatz zu jeglicher Form der psychischen Repräsentation« (S. 15; Übers. E. K.). Faimberg sieht das Verstehen der inneren Reaktion nicht so sehr als eine Pathologisierung des Überlebenden, sondern als eine komplexe innere Welt der Versuche, Affekte und Erfahrungen gleichzeitig zu erkennen und nicht zu erkennen. Ich sehe darin das Bemühen um die Transformation eines Traumas.

Darüber hinaus glaubt Faimberg, dass das Kind einen inakzeptablen Teil der Eltern bewohnt, eine unbewusste *Nicht-Ich*-Erfahrung. Dies kommt Brombergs Ausführungen (2006, 2011) in seiner Arbeit über dissoziative Erfahrung, Bindung und Beziehungstraumata sehr nahe. Sowohl Faimberg als auch Bromberg nutzen und erweitern

Sullivans (1953) frühes Konzept der *Nicht-Ich*-Personifizierungen, um dissoziative Transmissionen hervorzuheben und zu erklären. Untermauert wird dies von Sullivans frühem Fokus auf die Weitergabe von Angst im Rahmen der im Säuglingsalter beginnenden Mutter-Kind-Bindung; diese Weitergabe von Angst stellt seiner Meinung nach einen wesentlichen Störfaktor dar. Harris (2007) beruft sich bei der Diskussion von Davoines (2007) therapeutischer Arbeit, die Spuren von Geschichte, Krieg und multiplen inneren Welten zurückverfolgt, auf Abraham und Torok (1994):

> »Sobald wir beginnen, auf diese Art und Weise über die geheimnisvolle Grenze zwischen Lebenden und Toten, über die wirkliche Abwesenheit und Anwesenheit gespenstischer Gestalten in unseren Sprechzimmern, in unserem Traumleben und in unserem Leben nachzudenken, eröffnet sich uns eine reichhaltige Erfahrung in Bezug auf uns selbst und andere.« (S. 663; Übers. E. K.)

Ich (Salberg, 2015) glaube, dass dies in noch größerem Umfang geschieht, wenn der Angst ein Trauma zugrunde liegt und dieses Trauma Teil der Struktur der Mutter-Kind-Bindung wird. Hier zeigt sich eine weitere Expansion unseres psychoanalytischen Modells von der Herkunftsfamilie hin zu dem, was Salberg und Grand (2017) als eine *transgenerationale Wende* in Richtung eines transgenerationalen Modells bezeichnen. Durch die Anerkennung des Einflusses mehrerer Generationen und Geschwister wäre die Psychoanalyse weniger hierarchisch und ihre Theoriebildung würde auf horizontaler Ebene eine Erweiterung erfahren.

Darüber hinaus sehen Psychoanalytiker wie Apprey (1999, 2003, 2014) Verbindungen zwischen den traumatischen Auswirkungen des Holocaust und dem Trauma der Sklaverei, wenn sie über transgenerationale Heimsuchungen und Aufträge schreiben, die eine Generation in das Unbewusste der nächsten implementiert (siehe auch Grand, 2000, 2014; Grand & Salberg, 2015; Gump, 2000, 2010, 2017; Harris, Kalb, & Klebanoff, 2016; Salberg, 2015; Salberg & Grand, 2017). Die relationale Traumatheorie hat ihren Ursprung in der sozialen Welt, in der kollektiven Erfahrung von Verfolgung und Trauma wie etwa bei ethnischem Völkermord, bei sexualisierter sowie politischer und rassistischer Gewalt. Diese Literatur umfasst die psychische, die interpersonale und die kollektive Ebene, sie berücksichtigt sowohl kleinste als auch größtmögliche Bereiche und verknüpft mehrere kritische Stränge miteinander. Diese Stränge beziehen folgende Themen ein: das Wesen der Dissoziation, die Verinnerlichung und Wiederholung der Opfer-Beobachter-Täter-Dynamik, das Wesen der »Vernunft« und des »Wahnsinns«, Bindung und Intersubjektivität, somatische und prozessuale Kommunikation und die Funktion der Zeugenschaft. Diese Themen stützen sich auf bestehende Theorien, sie haben aber auch unserer Theorie beim Nachdenken über Traumaweitergabe eine neue Form verliehen (siehe Davoine & Gaudillière, 2004; Grand, 2000, 2009, 2018b; Guralnik, 2014, 2016; Layton, 2006, 2020; Reis, 2005; Thomas, 2009). Davoine und Gaudillière untersuchten diese Art von sozialen Verbindungen an vorderster Front und stellten fest, wie die Geschichte und nicht schicksalshaft die Biologie die Ursache von Psychosen darstellt. Layton (2006, 2017, 2020) schrieb ausführlich über diese Thematik, indem sie die relationale Psychoanalyse einerseits und soziale, politische und kulturelle Prozesse einander gegenüberstellte und darin die Durchdringung und Reproduktion von Strukturen erkannte. All dies führte insgesamt zu einer theoretischen Erweiterung des Nachdenkens über die Weitergabe von Traumata.

Vermächtnisse aus den Traumata der Sklaverei und der Bindungsabbrüche

Frederick Douglass: Eine persönliche Geschichte

Ich wurde in Tuckahoe … im Bezirk Talbot, Maryland, geboren. Ich weiß nicht genau, wie alt ich bin, da ich nie ein authentisches Dokument gesehen habe, das hierüber Auskunft geben könnte. Die meisten Sklaven wissen so wenig über ihr Alter wie Pferde über ihres Bescheid wissen, und es entspricht meines Wissens dem Wunsch der meisten mir bekannten Sklavenhalter, ihre Sklaven auf diese Weise im Ungewissen zu lassen … Die weißen Kinder konnten sagen, wie alt sie sind.

Meine Mutter hieß Harriet Bailey. Sie war die Tochter von Isaac und Betsey Bailey, beide waren farbig und ziemlich dunkel. Meine Mutter hatte eine dunklere Hautfarbe als meine Großmutter und mein Großvater. Mein Vater war ein weißer Mann … Es gab auch das Gerücht, mein Sklavenhalter sei mein Vater gewesen, aber ob dies zutrifft oder nicht, weiß ich nicht; die Möglichkeit, dies in Erfahrung zu bringen, wurde mir vorenthalten. Meine Mutter und ich wurden voneinander getrennt, als ich noch ein Säugling war – noch bevor ich sie als meine Mutter identifizieren konnte. In dem Teil von Maryland, aus dem ich weglief, ist es üblich, Kinder schon sehr früh von ihren Müttern zu trennen. Noch bevor ein Kind zwölf Monate alt ist, wird ihm häufig die Mutter weggenommen … Ich weiß nicht, wozu diese Trennung dient, es sei denn, die Entwicklung der Zuneigung des Kindes zu seiner Mutter soll verhindert und die natürliche Zuneigung der Mutter zum Kind unterdrückt und zerstört werden. Dies ist das unausweichliche Ergebnis.

»Ich habe meine Mutter, um sie überhaupt als solche kennenzulernen, nie mehr als vier oder fünf Mal in meinem Leben gesehen, und jedes Mal war es nur von sehr kurzer Dauer und nachts. Sie war bei einem Mr. Stewart angestellt, der etwa zwölf Meilen von meinem Haus entfernt wohnte. Sie kam nachts zu mir und legte die ganze Strecke zu Fuß zurück, nachdem sie ihre tägliche Arbeit erledigt hatte. Meine Mutter war Feldarbeiterin, eine Auspeitschung die Strafe, wenn sie bei Sonnenaufgang nicht auf dem Feld erschien. Ich kann mich nicht erinnern, meine Mutter jemals bei Tageslicht gesehen zu haben. Sie war nachts bei mir. Sie legte sich zu mir und brachte mich zum Einschlafen, aber lange bevor ich aufwachte, war sie fort ... Der Tod beendete bald das Wenige, das wir von einander haben durften, solange sie lebte. Und damit endeten auch ihre Nöte und ihr Leiden. Sie starb, als ich etwa sieben Jahre alt war ... Ich durfte sie weder während ihrer Krankheit sehen noch durfte ich bei ihrem Sterben oder ihrer Beerdigung dabei sein. Lange bevor ich davon erfuhr, war sie von uns gegangen. Ihre beruhigende Gegenwart, ihre zärtliche und liebevolle Fürsorge konnte ich nie in nennenswertem Umfang genießen, deshalb nahm ich die Nachricht von ihrem Tod mit denselben Gefühlen auf, die ich wahrscheinlich beim Tod eines Fremden empfunden hätte.« (Frederick Douglass, Auszug aus: *The life of Frederick Douglass*, 1845, S. 1f.; Übers. E. K.)

Vermächtnisse aus der Sklaverei: Erlebte Traumata, reparierte Bindungsabbrüche

Dr. Kirkland Vaughans:[5] Eine persönliche Geschichte

Wir, die schwarzen Amerikaner, trugen – da wir überleben mussten – zu unserer Unsichtbarkeit bei, indem wir schmerzhafte und entwürdigende Aspekte unserer Vergangenheit verdrängten und unseren Glauben in die Zukunft setzten … Ich erinnere mich an die schmerzhafte Konfrontation meines Vaters mit der Vergangenheit, als vor sechzig Jahren ein Bild meines weißen Urgroßvaters mütterlicherseits mit der Post kam. Er warf es wütend in den Müll und sagte, in seinem Haus solle niemals das Bild eines weißen Bastards hängen, der sich an schwarzen Frauen vergangen hatte.

Mein weißer Urgroßvater hatte achtzehn Kinder von verschiedenen schwarzen Frauen, ihre Nachkommen sind bis heute hauptsächlich durch unterschiedliche Hautfarben voneinander getrennt. Diejenigen, die als Weiße durchgehen, und diejenigen, die sehr hell sind, tragen seinen Nachnamen, Arbuthnot, die anderen, einschließlich mir, sind unter dem Namen Vaughans bekannt. Erst jetzt bin ich endlich in der Lage, in diesen Müll zu greifen und dieses Bild als Teil meines Erbes und meiner eigenen Identität zurückzufordern.

»Eine Konfrontation mit meinem eigenen Sohn forderte mich heraus, meine eigene beruhigende Illusion zu hinterfragen, ich hätte diese Probleme in meinen zahlreichen Therapien und zwei persönlichen Analysen durchgearbeitet. Tatsächlich ist es so, dass das Thema der Ethnie und das Trauma der Sklaverei in keiner dieser Therapien angesprochen wurde. Als ich meinen jungen Sohn David wegen eines Fehlverhaltens zurechtwies, fragte ich ihn, ob er seinen Baum-

5 Kirkland Vaughans ist Professor an der Derner School of Psychology, Mitglied von Black Psychoanalysts Speak und Mitherausgeber von *The Psychology of Black Boys and Adolescents*.

wolle pflückenden Verstand verloren habe. Er reagierte perplex mit der Frage: ›Papa, warum sollte mein Verstand Baumwolle pflücken?‹ Ich entschuldigte mich bei ihm und versicherte ihm, dass es mein Verstand war, der noch ›Baumwolle pflückte‹, nicht seiner; und dass manche Verletzungen einfach furchtbar lange brauchen, um zu heilen, besonders, wenn wir uns unserer Wunden nicht bewusst sind …« (Auszug aus: *To Unchain Haunting Blood Memories: Intergenerational trauma among African Americans*, 2017, S. 235f.; Übers. E. K.)

Kapitel 2

Zwischen Schweigen und Wörtern:

Bindung, Trauma und die Art und Weise transgenerationaler Traumaweitergabe

Jill Salberg

In einer grundlegenden Art und Weise ist Bindung die Basis für unser Gefühlsleben. Das Gefühl der Verbundenheit dient dazu, dass wir Erfahrungen von Geborgenheit und Sicherheit machen, und es ermöglicht uns, zu lernen, wie man sich in sozialen Beziehungen menschlich verhält; außerdem trägt es dazu bei, dass wir unser Gefühlsleben auf der Handlungsebene selbst regulieren können. Ich (Salberg, 2015) argumentierte, dass die starke affektive Bindung zwischen Eltern und Kindern die Möglichkeit eröffnet, Traumata transgenerational weiterzugeben.

> »Kinder beobachten ständig die Gesten und Affekte ihrer Eltern und nehmen deren bewusste und unbewusste Gedanken in sich auf. Eine starke Bindung und affektive Intensität der Eltern kann aus einer nicht verarbeiteten traumatischen Szene hervorgehen. Infolgedessen muss das Kind – um sich an diesen Elternteil zu binden und diesen Elternteil an sich zu binden – Teil dieser traumatischen Szene werden und sich darin verstricken.« (S. 23; Übers. E. K.)

Bindung spielt eine grundlegende Rolle in unserer Psyche, und ein Trauma kann massive Störungen und eine Desorganisation des Bindungssystems zwischen Eltern und Kind verursachen.

Während ein Elternteil gelegentlich Aspekte seines eigenen Traumas noch einmal erlebt, lebt das Kind mit diesem Elternteil eine besondere Bindungsdynamik aus. Diese spezielle Dynamik kann Momente der

Nähe und Sicherheit in Verbindung mit anderen Momenten der Dysregulation, intensiver Angst, des Ärgers oder des Rückzugs enthalten. Wir sprechen von einer variablen Bindungssicherheit des Kindes; das heißt, dass es bei bestimmten Selbstzuständen eines Elternteils/einer Bezugsperson oder bei anderen Eltern eine sicherere Bindung erlebt, während es bei einem anderen Elternteil/einer anderen Bezugsperson eine weniger sichere Bindung oder eine desorganisierte Bindung erlebt. Diese können als separate Selbstzustände internalisiert werden,[1] wobei mit jedem dieser Zustände eine eigene affektive Stimmung und möglicherweise unterschiedliche Bindungstypen einhergehen. An irgendeiner Stelle liegt dann die Quelle für einen Bindungsabbruch, eine unzureichende Reparatur und eine Verletzung. Diese bilden die Elemente einer Traumaweitergabe von einem Elternteil an sein Kind und an das nächste Kind/die nächste Generation.

In diesem Kapitel untersuche ich die Bindungstheorie und ihren Platz innerhalb der Psychoanalyse, wobei ich die Art und Weise hervorhebe, wie Bindungsmuster zu einer primären Form der transgenerationalen Traumaweitergabe werden. Mit einem kritischen Blick werde ich auch auf die Grenzen der Theorie und der Forschung eingehen.

Bindungstheorie in der Psychoanalyse

Das Erscheinen von Bowlbys Werk (1965, 1973, 1980) war ein Wendepunkt. Vor seinen bahnbrechenden Büchern über Bindung basierten die vorherrschenden Theorien in der Psychoanalyse (d. h., die Theorien Freuds und seiner Anhänger, wie Melanie Klein) überwiegend auf der Triebtheorie. Die psychoanalytischen Theorien stellen die Entwicklung dieser Triebe im Laufe der kindlichen Entwicklung dar. Der Schwerpunkt der Triebtheorie lag auf der Befriedigung oder dem Aufschub der Befriedigung.

1 Dies stimmt mit Brombergs (2011) Arbeit über Selbstzustände als Reaktion auf Traumata überein.

In einzigartiger Weise verstand Bowlby die traumatischen Auswirkungen der realen Trennungen von primären Bezugspersonen. Bowlbys eigene Erinnerung an den Verlust seines geliebten Kindermädchens im Alter von vier Jahren und die Tatsache, dass er im Alter von sieben Jahren (1914) während des Ersten Weltkriegs zur Schulausbildung und zum Schutz vor Bombenangriffen auf ein Internat geschickt wurde, bewiesen ihm die traumatisierende Wirkung derartiger Erfahrungen. Er äußert voller Schmerz, dass nicht einmal ein Hund so etwas erleben müssen sollte. Während seiner Supervision mit Melanie Klein interessierte sich Bowlby für die extremen Ängste von Müttern und deren Auswirkungen auf das Kind. Trotz Kleins Gleichgültigkeit gegenüber diesem Thema setzte sich Bowlby für dessen Erforschung ein und untersuchte die »intergenerationale Weitergabe von Bindungsschwierigkeiten und die Frage, wie ungelöste Probleme von einer Generation an die nächste weitergegeben werden« (Coates, 2004a, S. 577; Übers. E. K.). In den Danksagungen seines ersten Bandes schrieb Bowlby: »Meine psychoanalytische Ausbildung verdanke ich vor allem meiner eigenen Analytikerin Joan Riviere und Melanie Klein, die eine meiner Supervisorinnen war« (1965, S. xxxiii; Übers. E. K.). Dennoch kam es zu einem tiefen Zerwürfnis.

Im zweiten Band finden sich in den Danksagungen keine Psychoanalytiker mehr, sondern stattdessen taucht Mary Ainsworth auf, deren Arbeit mit Bowlby im Vereinigten Königreich und die spätere Entwicklung des Strange Situation Research Protocol es möglich machten, dass seine Erkenntnisse durch die Bindungsforschung bestätigt und seine Arbeit weiter vertieft wurden. Wäre Bowlbys Arbeit in die Psychoanalyse aufgenommen worden, hätte es eine fruchtbare gegenseitige Durchdringung von Ideen gegeben. Stattdessen kam es zu einer Entfremdung zwischen Bowlby und der Britischen Psychoanalytischen Gesellschaft, die seine Gedanken für nicht psychoanalytisch hielt.

Wahrscheinlich wurde Bowlbys Bruch mit Klein nicht nur als Verrat an Kleins Gedankengut, sondern auch an der gesamten psychoanalytischen Bewegung verstanden. Klein setzte sich dafür ein, dass

Freuds Vorstellungen von der intrapsychischen Entwicklung des Kindes auf das frühe Säuglingsalter, die präödipalen Jahre, ausgedehnt wurden. Interessanterweise stand Kleins Übereinstimmung mit Freud – insbesondere ihr Festhalten am Todestrieb und an der Sonderstellung der inneren Fantasie gegenüber der Realität/dem Trauma – im Widerspruch zur Auffassung ihres ersten Analytikers Ferenczi. Ihr beharrliches Desinteresse an der tatsächlichen Mutter und der realen Umwelt stand in direktem Gegensatz zu Bowlbys Erfahrungen während der Kriegsjahre, als er bei der Evakuierung von Kindern aus London half.

Bowlby hielt es für falsch, sich ohne Berücksichtigung der *tatsächlichen* Mutter ausschließlich auf die innere Fantasie zu konzentrieren. Obwohl Bowlby von der Britischen Psychoanalytischen Gesellschaft nicht unterstützt wurde – Holmes vertritt die Auffassung, dass Bowlby »eher wie ein Dissident in stalinistischen Zeiten praktisch aus den psychoanalytischen Dokumenten gestrichen wurde« (1996, S. 20; Übers. E.K.) –, blieb er bei seiner Behauptung, dass seine Arbeit über Bindung als primäres Motivationssystem tatsächlich zutiefst psychoanalytisch sei.

Wodurch genau wurde Bowlby zum Ketzer? Erstens: Bowlby behauptete, eine weitere Triebkraft sei in der Psychoanalyse wesentlich – ein Motivationssystem, das auf Bindung basiert. Er schmälerte damit die Bedeutung sexueller und aggressiver Triebe als Erklärung für menschliches Verhalten. Zweitens: Er argumentierte, dass reale Ereignisse, die reale Mutter und die Mutter-Kind-Interaktion für die Entwicklung entscheidend sind. Damit befand er sich in einer Reihe mit Ferenczi und Fairbairn, die ebenfalls zu den Außenseitern im psychoanalytischen Kanon gehörten. Sein Konzept des *internalen Arbeitsmodells* stützt sich auf die Objektbeziehungstheorie und die Ethologie. Bowlby glaubte, dass die Bindungsmuster zwischen der Mutter/der Bezugsperson und ihren Kindern als relationale Bindungsmuster internalisiert werden. Dies wurde später von Stephen Mitchell und der relationalen Psychoanalyse aufgegriffen, wodurch die Psychoanalyse eine Erweiterung erfuhr; sie umfasste interpersonale Beziehungen, Objektbeziehungstheorien und Konzepte für Traumamodelle.

Bindung, Trauma und Transmissionen

Ich werde nun darlegen, wie ein Kind zwangsläufig mit dem traumatischen Vermächtnis seiner Familie verwoben wird, dieses dann erträgt und auslebt. Bowlbys (1965) ursprüngliche Arbeit über Bindung und die nachfolgende Literatur zeigen seit Langem, dass Kinder in erster Linie eine zuverlässige Basis brauchen, um eine sichere Bindung aufzubauen, und wie dies die Grundlage für die spätere soziale Entwicklung bildet. Wenn aber die Selbstzustände eines Elternteils von Dysregulationen oder sogar Dissoziationen bestimmt werden, können wir davon ausgehen, dass der Elternteil auf eine gewisse Art und Weise emotional gefährdet ist und deshalb dem Kind zeitweise nicht zur Verfügung steht, um ihm bei der Selbstregulation, Selbstberuhigung und Mentalisierung von Gefühlen und Gedanken zu helfen.

Durch die umfangreiche Forschungsliteratur von Ainsworth (1982), Main (1995) sowie Main und Hesse (1990) wurden Bowlbys Konzepte erheblich erweitert. Sie beobachteten die Bindungsstrategien und -typen von Kindern mit ihren Bezugspersonen und beschreiben diese in ihren Theorien. Ainsworth schrieb über drei Hauptstrategien, die Kinder in einer fremden Situation anwenden, in der die Mutter oder Bezugsperson ihr Kind mit einer fremden Person in einem Spielzimmer lässt und nach kurzer Zeit zurückkehrt. Wie das Kind das Wiedersehen mit der Mutter/Bezugsperson handhabt, wird beobachtet und dreimal wiederholt, um ein Gefühl für ein konsistentes Muster zu bekommen. Main ergänzte die drei Bindungstypen – sicher, unsicher-vermeidend und unsicher-ambivalent –, indem sie einen desorganisierten Typ hinzufügte. Kinder, die nach der Rückkehr der Mutter eine Desorganisation aufweisen, spiegeln die Schwierigkeit wider, eine effektive Strategie zur eigenen Beruhigung zu entwickeln. Die Mütter/Bezugspersonen dieser Kinder hatten (nach den Interviewdaten und dem Adult Attachment Interview) Schwierigkeiten, zu ihrer eigenen Mutter eine Bindung herzustellen; so konnte ein intergenerationales Muster von Bindungstypen festgestellt werden. Dies traf auch auf sicher gebundene und unsicher gebundene Mütter/

Bezugspersonen zu. Main und Hesse (1990) postulierten, dass ihre Forschungsergebnisse einen engen Zusammenhang zwischen den ungelösten Verlusten oder Traumata der Bezugsperson in ihrem früheren Leben einerseits und der Desorganisation der frühen Bindung an ihre Kinder andererseits widerspiegeln.

Die Arbeiten von Beebe et al. (2003) sowie Beebe und Lachmann (2014) konzentrieren sich auf die Schwierigkeiten von Müttern, sich in eine Notlage ihres Kindes einzufühlen. Auf der Grundlage von Beebes Forschungen zu den Interaktionen zwischen Müttern und ihren vier Monate alten Säuglingen konnten Voraussagen über zukünftige sichere und desorganisierte Bindungstypen bei zwölf Monate alten und älteren Kindern gemacht werden.

> »Wie wir annehmen [...] können Säuglinge, die später eine desorganisierte Bindung zeigen, im Alter von vier Monaten nicht die Erwartung entwickeln, sich verstanden oder wahrgenommen zu fühlen, insbesondere wenn sie in Not sind [...] In Situationen, in denen der Säugling Zuwendung bräuchte, fühlt er sich möglicherweise nicht gesehen; hinsichtlich seiner Emotionen fühlt er sich möglicherweise nicht verbunden; wenn er verzweifelt ist, fühlt er sich eingemauert; und in Situationen, in denen er Orientierung bräuchte, erlebt er bevorstehende Verwicklungen [...] Gelegentlich fühlen sich diese Säuglinge alarmiert oder bedroht [...]. Wir stellen die Hypothese auf: Dissoziative Erfahrungen, die im späteren Leben in Zeiten der Not gemacht werden, haben ihren Ursprung in frühkindlichen Erfahrungen, in denen der Säugling – besonders in verzweifelten Momenten – nicht wahrgenommen, gesehen, erkannt und verstanden wurde.« (S. 62f.; Übers. E. K.)

Auch Tronick (1989, 2017) spricht von mütterlichen Belastungen/Depressionen und deren Auswirkungen auf das Kind. Seine Arbeit über das »still face«[2] zeigt die tiefgreifenden Auswirkungen von mütterlichen Depressionen und Dissoziationen auf Kinder.

Bei einer umfassenden Durchsicht der Forschungsliteratur stoßen wir auf eine weitere und ebenso wichtige Erkenntnis von Liotti (2004):

2 Zu Tronicks Diskussion und Ausführungen siehe www.youtube.com/watch?v=f1Jw0-LExyc.

> »Diese und andere Studien in der Nachfolge der ursprünglichen Beobachtungen von Main und Hesse (Hesse & Main, 2000; Hesse et al., 2003) liefern viele beunruhigende Beispiele dafür, wie der Gemütszustand eines Elternteils, der ein Trauma nicht verarbeitet hat, die Kommunikation zwischen Eltern und Kind stören kann. Bemerkenswerterweise können unbewältigte Gemütszustände der Eltern nicht auflösbare Ängste und dissoziative Reaktionen beim Kind hervorrufen, *selbst wenn die Eltern ihre Kinder nicht offensichtlich schlecht behandelten.*« (S. 478; Übers. E. K.)

Liotti behauptet, dass andere Bindungspersonen, die positive Bindungserfahrungen vermitteln können, eine ausgleichende Balance zu den desorganisierenden Bindungserfahrungen des Kindes bieten. Außerdem hebt er hervor: Es besteht ein wichtiger Unterschied zwischen den schädlichen Auswirkungen eines Traumas, die von einer Bindungsperson zugefügt wurden, und einem Trauma, das von einer anonymen destruktiven Kraft ausgeht.

Bereits vor diesen Ergebnissen der Bindungsforschung beschrieben Fraiberg, Adelson und Shapiro (1975), was wir heute als Traumaweitergabe innerhalb von Bindungsbeziehungen bezeichnen würden. Sie stießen auf Fälle, die Geschichten von multigenerationalen Traumata mit dysregulierten Affekten und problematischen Mutter-Kind-Bindungen beinhalteten. Das folgende Beispiel liest sich wie die Beschreibung einer Art von früher Eltern-Kind-Behandlung eines transgenerationalen Bindungstraumas, bei dem die Autoren dem traumatisierten Elternteil einen sehr empathischen Therapeuten als Zeugen anboten. In ihrem Fall von »Mary« erfahren wir von einer zutiefst depressiven und abweisenden Mutter, die ihr Baby zur Adoption freigeben will.

> »Mary beginnt zu weinen. Es ist der heisere, unheimliche Schrei eines Babys [...]. Auf dem Video sehen wir, wie das Baby in den Armen seiner Mutter hoffnungslos schreit; es wendet sich nicht an seine Mutter, um getröstet zu werden. Die Mutter wirkt distanziert und mit sich selbst beschäftigt. Sie macht eine geistesabwesende Geste, um das Baby zu trösten, dann gibt sie auf. Sie schaut weg [...]. Als wir

> uns dieses Video später in einer gemeinsamen Sitzung anschauten, sagten wir ungläubig zueinander: ›Es ist, als wenn diese Mutter die Schreie ihres Babys nicht *hört*!‹« (S. 392; Übers. E. K.)

Der Schwerpunkt der Arbeit lag auf der Behandlung von Mutter und Kind, die zu Hause stattfand. Der Therapeut erfährt, dass die eigene Mutter der Mutter unter einer schweren postpartalen Depression litt, sich bei einem Selbsttötungsversuch mit einer Schusswaffe am Gesicht/Kopf einen dauerhaften Schaden zufügte und daraufhin hospitalisiert wurde. Bis zum Alter von vier oder fünf Jahren wurde Marys Mutter anschließend von einer liebevollen Tante aufgezogen und dann zu einer Großmutter geschickt, die sie widerwillig großzog. Infolgedessen hatte Mary selbst als Kind das Gefühl, unerwünscht und nicht liebenswert zu sein. Als sie mit Hilfe der therapeutischen Arbeit sich auf einfühlsame Weise seelisch gehalten fühlte, erzählte sie von vielen Traumata, Verlassenheit und Missbrauch in ihrer Kindheit. Das Einfühlungsvermögen des Therapeuten war vielleicht ihre erste Erfahrung von Zeugenschaft und Fürsorge. Außerdem glauben wir, dass diese Therapie die Traumaweitergabe unterbrach und es ihr ermöglichte, seelisch gehalten und umsorgt zu werden. So konnte sie Empathie für ihr eigenes Kind entwickeln. Fraiberg et al. dokumentierten, wie dieser Ansatz es einem Elternteil/Patienten ermöglichte, sich langsam von seiner Dissoziation zu befreien und zum ersten Mal Schmerz, Trauer und schreckliche Angst zu erleben. Im Laufe der Zeit konnten diese Mütter/Bezugspersonen ihre Babys trösten und lernen, einfühlsame Beruhigung zu geben und eine sicherere Bindung zu ermöglichen.

Wenn ein Elternteil ein Trauma erlebt hat, glaube ich, dass ein Bereich seiner Psyche betroffen ist und deshalb das Kind zu diesem Bereich des Elternteils möglicherweise keinen Zugang hat. Außerdem konnten Fraiberg et al. nachweisen, wie empathische Zeugenschaft in die transgenerationale Weitergabe eines Bindungstraumas eingreift und sie verändert, wodurch dann die Resilienz der Mütter gefördert werden kann. Dies ist von entscheidender Bedeutung, denn die Forschung konnte nachweisen, dass Eltern mit unbewältigten Traumata nur begrenzt in der Lage sind, ihren Kindern konsistente und positive Beziehungserfahrungen zu ermöglichen. Dies wiederum führt zu desorganisiertem Bindungsverhalten bei Kindern, deren ängstliche Herangehensweise oder vermeidende Reaktionen einer Dissoziation sehr ähneln (siehe Hesse et al., 2003; Liotti, 2004). Die Forschung zeigt weiterhin, dass ein unbewältigtes Trauma in einer Generation eine Krise auslöst und an eine spätere Generation weitergegeben wird.

Zeitgenössische Bindungsforschung und Neurowissenschaften

Daniel N. Stern (1985) ging davon aus, dass die Gehirne von Säuglingen über Verknüpfungen verfügen, die sie zur Intersubjektivität befähigen, und dass sie nicht nur von ihren Müttern beeinflusst wurden, sondern dass es sich auch um eine Beziehung gegenseitiger Beeinflussung handelt. Er hatte das Gefühl, dass Mütter nicht nur Affekten eine Form geben (zum Beispiel im Sinne der Affektspiegelung), sondern Affekte auch abstimmen, was Stern »theme-and-variation« nannte. In seiner Arbeit mit Beatrice Beebe untersuchte er Mikroanalysen von Videoaufzeichnungen der Interaktionen zwischen Müttern und ihren Kindern und dokumentierte die Dynamiken und Vorläufer von sowohl sicheren als auch unsicheren Bindungen (Stern et al., 1975; Beebe et al., 2003). Stern schrieb über die mütterliche Affektabstimmung, wobei die Mutter den affektiven Zustand ihres Säuglings nicht nur imitiert, sondern mit ihm auch mitschwingt. Viele betrachten dies als Vorläufer des Konzepts der emotionalen Regulierung, das aus der neurowissenschaftlichen Forschung hervorging.

Die Arbeit von Peter Fonagy (1999a) bietet eine Art theoretischer Verbindungslinie von John Bowlby und Anna Freud zur zeitgenössischen psychoanalytischen Bindungstheorie und -forschung, zu Daniel Stern, Jay Greenberg und Stephen Mitchell. In seinem in Co-Autorschaft verfassten Buch (Fonagy et al., 2005) finden wir eine neue Version der Bindungstheorie und der Forschungsergebnisse. Fonagy verwebt diese mit einer psychoanalytischen Entwicklungstheorie, indem er ein neues psychoanalytisches Konzept der selbstreflexiven Funktion und der Mentalisierung entwirft; er definiert Mentalisierung als die Fähigkeit, die emotionalen Zustände anderer Menschen zu lesen, und sieht dies als entscheidenden Faktor der psychischos-ozialen Entwicklung. In der Psyche der Bezugsperson nimmt das Wissen über den emotionalen Zustand des Babys Gestalt an; dieses Wissen wird innerlich repräsentiert und dann in emotional abgestimmten Reaktionen auf das Kind projiziert. Gelingt dies nicht (da die Mutter hierzu nicht in der Lage ist), kann sich das Kind nicht über das hinaus entwickeln, was die Autoren als *psychische Äquivalenz* bezeichnen, eine primitive Auffassung, in der es keinen Unterschied zwischen den eigenen Gedanken und der Welt gibt. Wenn das Kind den Schritt von der psychischen Äquivalenz zur Mentalisierung macht, entwickelt es die Fähigkeit, seine eigenen mentalen Zustände und die mentalen Zustände anderer kognitiv zu repräsentieren. Diese Fähigkeit wird Teil des selbstreflexiven Funktionierens, das für die Wahrnehmung von sich selbst und anderer notwendig ist. Diese Gedanken haben ihren Ursprung in der Bindungstheorie und Bowlbys Innerem Arbeitsmodell (Internal Working Model) sowie in Sterns Konzept der Affektabstimmung.

Alan Schore (2001, 2003a, 2003b) brachte das Wissensgebiet mit seiner Forschungsarbeit zur Gehirnentwicklung und seiner wissenschaftlichen Integration von Bowlbys Arbeit über das System der Bindungsmotivation und über die Forschung, die dieses unterstützte, voran. Schore argumentiert, Bowlbys Arbeit sei bahnbrechend, insofern er versuchte, eine Wissenschaft psychobiologischer Mechanismen mit psychologischen Mechanismen zu verbinden, und er behauptet außerdem, dies stelle eine umfassendere Ausarbeitung von Freuds Versuch dar, Neurologie und Psychologie zusammenzuführen.

Die Erkenntnisse der Neurowissenschaft untermauern weiterhin viele von Bowlbys ursprünglichen Gedanken. Vor allem die Forschungen von Schore (2003a) ergaben, dass die Entwicklung des Gehirns (speziell die Entwicklung der rechten Gehirnhälfte im Zeitraum von sieben bis fünfzehn Monaten) synchron zwischen dem Säugling und der Mutter/Bezugsperson stattfindet, deren Affektabstimmung dazu beiträgt, die positiven und negativen Gefühlszustände des Kindes zu regulieren. Infolgedessen »entwickeln sich im Kind innere Arbeitsmodelle einer Bindungsbeziehung, [die] in implizit-prozeduralen Gedächtnissystemen in der rechten Gehirnhälfte gespeichert werden« (S. 64; Übers. E. K.). Diese Modelle zeigen Möglichkeiten auf, wie Säuglinge ein Gefühl für sich selbst und andere entwickeln, wie auf ihre Gefühle reagiert wird und wie sie sich deshalb selbst regulieren können. Die Aufrechterhaltung der Bindung zur Mutter/Bezugsperson hat immer Vorrang, auch wenn sie problematisch ist, wie ein Patient in einer Sitzung zu mir sagte: »Selbst eine schlechte Mutter ist besser als gar keine Mutter.« Weitere Forschungen haben bestätigt: Die Regulierung von Emotionen ist von zentraler Bedeutung für die Selbstregulierung, die Fähigkeit, Gefühlszustände durch Interaktionen mit anderen Menschen flexibel zu regulieren – die interaktive Regulierung in vernetzten Kontexten, und auch ohne andere Menschen – und die Selbstregulierung in autonomen Kontexten:

> »Die Anpassungsfähigkeit, zwischen diesen beiden Formen der Regulierung zu wechseln [...] entsteht aus einer Geschichte von sicheren Bindungsinteraktionen eines reifenden biologischen Organismus und einer frühen abgestimmten sozialen Umgebung« (Schore, 2003a, S. 63f.; Übers. E. K.).

Je sicherer unsere Bindung ist, desto flexibler lernen wir, mit unseren Gefühlen umzugehen und uns zu beruhigen, wenn wir gestresst sind. Auch das Gegenteil ist richtig: Mit der wachsenden Zahl der Forschungsliteratur nahm auch unser Verständnis für die umfangreichen Fragen und Probleme zu, die sich ergeben, wenn Kinder aufgrund von mangelnder Affektabstimmung, Vernachlässigung oder Missbrauch Bindungsstörungen aufweisen. Diese Erfahrungen beziehen sich häufig nicht auf einmalige Ereignisse, sondern dauern an, sie sind chronisch und führen zu zerrütteten Bindungen und einer gestörten Bindungsdynamik – dem Wesenskern eines Beziehungstraumas.

Das expandierende Feld der Epigenetik, insbesondere die Untersuchung des mütterlichen Stresses, der anhand von Hormonen und Cortisolspiegeln während der Schwangerschaft gemessen wird, ist neu und von entscheidender Bedeutung in der Forschungsliteratur. Die Ergebnisse der Neurowissenschaften legen nahe, dass die Epigenetik für einige Befunde der transgenerationalen Weitergabe von Stress verantwortlich ist, der an erhöhten Cortisolwerten abzulesen ist. Kohler (2012) fasst die Forschungsergebnisse über die Auswirkungen der Umwelt auf die Epigenetik zusammen und schreibt:

> »Einige epigenetische ›Marker‹, das heißt, spezifische chemische Verbindungen wie beispielsweise eine Methylgruppe, können transgenerational vererbt werden […]. In dem Zusammenhang, in dem epigenetische Veränderungen vererbt und an nachfolgende Generationen weitergegeben werden können, tragen die ›Umwelteinflüsse‹ einer Generation zu ›Erbanlagen‹ in nachfolgenden Generationen bei.«

Das umfassendere Vermächtnis einer transgenerationalen Weitergabe traumatischer Bindungsformen offenbart eine Veränderung sowohl der Biologie als auch der Bindungssysteme. Die epigenetische Forschung weist zunehmend auf klare biologische Veränderungen hin, die mit dem Grad der posttraumatischen Belastungsstörung (PTBS) der Eltern zusammenhängen und auch – so wurde festgestellt – an die Kinder der Überlebenden von Traumata weitergegeben werden. Die biologischen Marker von Traumata, wie sie an den Cortisolspiegeln, den Veränderungen der Rezeptoren und der Myelinisierung erkennbar sind, wirken sich auf die Genexpression aus und können an die nächste Generation vererbt werden. Einige Kinder sind von Natur aus ängstlicher, wenn sie von Eltern erzogen werden, die ein eigenes Trauma überlebt haben.

Ich verstehe das so, dass Kinder eine veränderte Biochemie erben, die sie anfälliger für das Erkennen angstvoller und besorgniserregender Situationen und anfälliger für eigene Ängste und Sorgen macht.[3] Traumatisierte Bezugspersonen ziehen Kinder mit einem größeren Hang zu Angst auf. Diese Studien spiegeln ein erweitertes Verständnis dafür wider, wie Veränderungen, die aus einer extremen Traumatisierung resultieren, tatsächlich von den Eltern an das Kind weitergegeben werden. Somit wird sehr deutlich: Wir müssen, um die Fähigkeit und das, was ich die *Struktur* einer Bindung genannt habe, zu verstehen, die Biologie zusammen mit der psycho-emotionalen Entwicklung sowohl des Kindes als auch der Bezugspersonen berücksichtigen.

Zeitgenössische relationale interpersonale Theorie, Bindung und Trauma

Die Grundlagen für das, was als relationale Psychoanalyse oder die ›relationale Wende‹ in der Psychoanalyse bekannt wurde, waren vielfältig. Die zeitgenössische relationale Theorie griff auf die wiederentdeckten Schriften von Ferenczi und die Übersetzung seines *Klinischen Tagebuchs* ins Englische zurück, auf die Objektbeziehungstheorie, die interpersonale Theorie, die Selbstpsychologie und die Bindungstheorie und -forschung. Die relationale Wende, wie Stephen Mitchell darlegte, verbindet grundverschiedene Theorien und Theoretiker wie Bowlby, Fairbairn, Loewald, Sullivan und Winnicott, die die menschliche Relationalität in den Vordergrund rückten, miteinander.[4] Mitchell (1999) glaubte, dass die relationale

3 Siehe zum Beispiel die Arbeiten von Bowers und Yehuda (2016) und Yehuda et al. (2015) über die intergenerationalen Weitergaben des Holocausts; außerdem Perroud et al. (2014) über den Genozid an den Tutsi und die transgenerationale Weitergabe von mütterlichem Stress.

4 Siehe Mitchell (1999), der verstand, wie diese Theoretiker ihre relationalen Kernideen entwickelten und bis nach ihrem Tod an den Randgebieten der psychoanalytischen Theorie endeten.

Psychoanalyse eine neue Brücke zwischen deren Arbeiten und dem intrapsychischen, triebbasierten klassischen Modell schlägt.

> »Anscheinend hielt Bowlby immer die Wahl zwischen der Bevorzugung ›realer Ereignisse‹ vor der ›Fantasie‹ für eine wichtige Weggabelung, die die Bindungstheorie von der Psychoanalyse trennt [...]. Einige der innovativeren psychoanalytischen Theorien verbinden heutzutage Fantasie nicht mit Trieben, sondern mit Imagination. Folgt man dieser Sichtweise, die von Loewald und Winnicott entwickelt wurde, so begegnen wir der Realität unweigerlich durch Imagination und Fantasie.« (S. 93; Übers. E. K.)

Gleichzeitig entwickelte sich zwischen Phillip Bromberg und Alan Schore, die beide an Aspekten einer Entwicklungstheorie des Affekts arbeiteten, eine dynamische und interessante kollegiale Beziehung. Bromberg konzentrierte sich auf die Wahrnehmungsentwicklung des Selbst und die Auswirkungen von Dissoziationen und zwischenmenschlichen Konflikten.

Schore, geleitet von einem entwicklungsorientierten neurowissenschaftlichen Interesse an der Entwicklung der rechten Gehirnhälfte, geht davon aus, dass sich die Beziehung zwischen Säugling und Bezugsperson auf die emotionale Regulierung auswirkt. Schore bezeichnete seinen Ansatz als ein interpersonales neurobiologisches Bindungsmodell.

Das dissoziative Modell der Psyche geht auf die frühen Arbeiten von Janet zurück (siehe Kapitel 1), wurde aber von relationalen und interpersonalen Theoretikern wie Jody Davies, Adrienne Harris, Phillip Bromberg, Elizabeth Howell, Shelley Itzkowitz und anderen weiterentwickelt. Bromberg hat argumentiert, dass bei intensivem Stress und Beziehungskonflikten dissoziative Aspekte der Psyche Einzug halten und dann genutzt werden, um diese Konflikte unmittelbar abwehren zu können. Bromberg (2006) schreibt,

> »die normale Funktion der Dissoziation wird zur Abwehr gegen Traumata eingesetzt, das Gehirn nutzt die Dissoziation, um potenziell abweichende Sichtweisen

> auf die Wirklichkeit zu verhindern, die von verschiedenen Selbstzuständen aufrechterhalten werden; diese wären, wenn sie gleichzeitig ›auf der Bühne‹ stünden, mehr als die Psyche containen könnte, ohne dabei geschwächt zu werden.« (S. 4; Übers. E. K.)

Außerdem betont er, dies verursache tiefe psychische Spaltungen zwischen dem, was die verschiedenen Selbstzustände wissen, fühlen und erleben, und den emotionalen Fähigkeiten.

In ähnlicher Weise hält es Clara Mucci (2022) für wichtig, zwischen verschiedenen Stufen der interpersonalen Traumatisierung zu unterscheiden: 1) misslingende Affektabstimmung zwischen Mutter und Säugling/Kind (was Bromberg und Mucci als frühes Beziehungstrauma bezeichneten), 2) aktiver Missbrauch oder aktive Misshandlung des Kindes durch Erwachsene (Eltern, Bezugspersonen oder Verwandte, was auf Ferenczi zurückgeht) und 3) kollektive und massive Traumatisierungen wie Krieg, politische Massenfolter und Völkermord. Mucci hält Bindung, ähnlich wie Bromberg, Schore und Salberg, für entscheidend in Bezug auf die Weitergabe traumatischer Erfahrungen.

> »Das Bindungssystem wirkt als Puffer (im Falle einer sicheren Bindung) oder als Verstärker von Stress. Mit anderen Worten: Die Person, die ein Trauma der ersten oder zweiten Stufe erlebt hat, reagiert mit mehr Stress, mehr Angst, größerer neurobiologischer Störung auf weitere Traumatisierungen menschlichen oder natürlichen oder zufälligen Ursprungs.« (S. 72; Übers. E. K.)

Unter Bezugnahme auf die Arbeit von Tronick (2017) und anderen, postuliert Mucci, dass Bindung der Schlüssel zum Verständnis der Auswirkungen von Traumata ist. Die emotionale/psychische Entwicklung ist dyadisch, das heißt, sie findet nicht nur innerhalb des Kindes, sondern im Kontext der Beziehung zu den Bezugspersonen statt.

Bindung als wesentliche Form der Traumaweitergabe

Die Arbeiten von Henry Stack Sullivan (1953) in den Vereinigten Staaten erfolgten vor und zeitgleich mit Bowlbys Entwicklung der Bindungstheorie in England; Sullivans Aufmerksamkeit galt den kulturellen Kräften und den unmittelbaren zwischenmenschlichen Interaktionen, was Bowlby für interessanter hielt als Freuds Gedanken über das Intrapsychische. Wie auch Bowlby, konzentrierte sich Sullivan auf den Säugling und die Umgebung, in der er aufwuchs, und sah die Interaktionen zwischen Kind und Mutter als prägend. Die toxische Wirkung der Angst der Mutter auf das Kind war entscheidend für die Entwicklung von Sullivans Gedanken über Abwehrmechanismen – insbesondere die Personifikationen des *guten Ichs,* des *Nicht-Ichs* und des *bösen Ichs*. Obwohl es sich bei Sullivans Konzept nicht um eine unmittelbare Theorie der multiplen Selbstzustände oder eine explizite Studie über Bindung handelt, stellt es einen klaren Vorläufer dessen dar, was wir heute als *Bindungstrauma* bezeichnen.

Dori Laubs Arbeit, in der er das Vermächtnis der Holocaust-Überlebenden untersuchte, trug wesentlich zu unserem Verständnis der transgenerationalen Traumaweitergabe bei. Seine Metapher des *leeren Kreises* (siehe Kapitel 1) erfasst die Besonderheit dieser traumatischen Weitergaben im Kontext der Bindungsbeziehung zwischen Eltern und Kindern. Hierbei gibt es einen rätselhaften Widerspruch zwischen Abwesenheit – einer Wissenslücke – und Leere, die gleichzeitig mit einer Überfülle oder einem Übermaß an bestimmten Affekten vermischt ist: oft Angst, Furcht und sogar Schrecken. Es handelt sich um die Unterbrechung entweder einer echten empathischen dyadischen oder einer fantasierten, bereits internalisierten Erfahrung, die zerstört wird.

Welche affektiven Aspekte sind beteiligt und welche psychischen Konsequenzen hat ein emotional abwesender oder fragmentierter Elternteil für das Kind? André Green (1972) beschrieb als Erster diese Art eines abwesenden Elternteils, den er als *tote Mutter* bezeichnete – jemand, der lebendig, aber nicht anwesend ist, der zuvor am Leben war, aber jetzt, aufgrund von Depressionen, auf scheinbar unerklärliche Weise für das Kind verloren ist. Dieser Zustand der Leere führt dazu, dass das Kind vorzeitig von der Mutter desillusioniert ist. Green glaubte, dass der Tod und Bedeutungsverlust in die unbewusste Psyche integriert werden, indem das Kind sich von dieser *toten Mutter* löst, während es sich gleichzeitig mit ihr identifiziert. Green nennt dies eine *psychose blanche* – einen leeren oder weißen Zustand, ohne Angst oder Trauer.

Ich habe mich gefragt: Was ist der toten Mutter widerfahren und was hat eine so tiefe Verzweiflung verursacht? Was passiert angesichts dieses toten Zustands der Mutter im Inneren des Kindes? Das klingt wie ein Moment der Traumaweitergabe: Die Bezugsperson durchlebt möglicherweise erneut Momente ihres Traumas und das Kind erlebt einen Aspekt des Traumas, den das Elternteil nicht verarbeiten kann. Was sicher ist: Kinder haben Hunger nach emotionalem/psychischem Kontakt zu ihren Eltern, unabhängig davon, ob man dies als Suche nach Sicherheit (Bowlby, z.B. 1965) oder als notwendiges Bindungsbedürfnis (Bromberg, 2011) konzeptualisiert.

Ich glaube, dass das Kind sogar das traumatisierte Selbst seiner Eltern sucht, wenn ein emotional vitaler und präsenter Elternteil fehlt. Das Kind bindet sich nicht nur an das, was vorhanden, sondern auch an das, was abwesend ist – an das, was lebendig ist, und auch an das, was tot ist (Salberg, 2015). Darin besteht Gersons (2009) wichtiger Beitrag: Er hilft uns dabei, zu verstehen, dass sich aus den Spuren, die die Abwesenheit beim Kind hinterlassen (das Vermächtnis des Traumas und des Verlusts, ohne jemanden, der diese Erfahrungen empathisch bezeugt) das entwickelt, was er – in Anlehnung an Green (1972) – als *totes Drittes* bezeichnete. Er stellte fest, dass die abschließende Erfahrung für ein solches Kind in einem »Nicht-da-Sein [besteht, das] sowohl die ›Lücke‹ oder die Abwesenheit konstituiert als auch das, was diese Abwesenheit ausfüllt« (S. 1347; Übers. E.K.).

Schore (2001) und Fonagy (1999a, 1999b) schrieben sehr ausführlich über die notwendige Funktion, die Bezugspersonen für die emotionale und kognitive Entwicklung von Kindern erfüllen. Wenn ein Elternteil/eine Bezugsperson unter unverarbeiteten traumatischen Erfahrungen leidet, kann das Kind nicht das Gefühl entwickeln, emotional gehalten zu werden oder auf dieses Elternteil affektiv abgestimmt zu sein. Was müsste ein Kind tun, um sich an so einen Elternteil zu binden? Grand (2000) sah diesen Versuch im Verlangen des Kindes, sich mit dem abwesenden Raum des traumatisierten Elternteils zu verbinden, und beschrieb die daraus resultierenden Lücken in der Bindung an die Eltern. Die Suche der zweiten Generation nach dem traumatisierten und prätraumatisierten Selbst der Eltern beschreibt sie als einen Vorgang »der Suche nach den eigenen Eltern und des Auffindens der Angst in einer Handvoll Staub: Ein solches Dilemma löst einen Hunger nach viszeralem Kontakt mit dem traumatisierten Selbst der Eltern aus« (S. 25f.; Übers. E. K.).

Wie kann sich dieses Kind an einen Elternteil binden und sich mit ihm verbunden fühlen, der sich von seiner eigenen Erfahrung und seiner eigenen Psyche trennen musste? Ich (2015) denke: Das Wissen aus der Bindungstheorie und der Säuglingsforschung (z. B. Beebe & Lachmann, 2014; Coates, 2004a, 2004b, 2012, 2016; Lyons-Ruth, 2002, 2003; Slade, 2014) und die neue Hervorhebung der empathischen Affektabstimmung (Stern et al., 2022) sowie die Arbeiten über Bindungstraumata (Bromberg, 2006, 2011; Schore, 2001) erklären die notwendige Auseinandersetzung des Kindes mit den traumatischen Erfahrungen der Eltern und deren Internalisierung. Abwesenheit, Leblosigkeit und dysregulierte Bindung sind häufige Merkmale des Überlebens (Bergmann & Jucovy, 1982; Davoine & Gaudillière, 2004; Faimberg, 1996, 1998, 2009; Gampel, 2019; Grand, 2000; Laub, 1995). Wir können jetzt das Dilemma der zweiten und dritten Generation nachvollziehen, die von Geburt an von Eltern mit dysregulierten Affekten und möglicherweise dissoziativen Selbstzuständen umsorgt werden.

Zeitgenössische Theorien und Forschung: Bindungstrauma

Als Folge eines nicht verarbeiteten Traumas aufgrund tatsächlicher Ereignisse wird Bindung unvermeidlich erschwert und es kommt zu dem, was wir heute als *Bindungstrauma* oder *komplexes Bindungstrauma* bezeichnen (Coates, 2004a, 2004b, 2012; Fonagy, 1999b; Mucci, 2022). In ihren primären Bindungsbeziehungen mussten diese Kinder mit der Fragmentierung infolge elterlicher Traumatisierung zurechtkommen. Schore (2001) stellt fest:

> »In Episoden, in denen die intergenerationale Weitergabe von Bindungstraumata stattfindet, passt sich der Säugling den rhythmischen Strukturen der dysregulierten Erregungszustände der Mutter an [...]. Dieses wachstumshemmende Beziehungsumfeld bildet den Kontext für die zeitgleiche intergenerationale Weitergabe einer dauerhaften Anfälligkeit für Bindungstraumata und für das unbewusste Nutzen einer dissoziativen Abwehr gegen überwältigende und dysregulierende affektive Zustände.« (S. xix; Übers. E. K.)

Hier ist einzuwenden, dass dies nicht für *alle* diese Kinder gilt, da auch Resilienz und Überlebenskraft weitergegeben werden können und, wie Liotti (2004) feststellte, können auch andere wichtige Bezugspersonen im Leben eines Kindes sicherere Bindungserfahrungen ermöglichen.

Slade (2014) betont, dass wir Bowlbys klare Hervorhebung der *Angst* als motivationale Grundlage für Bindung und als bedeutsamen Faktor bei der Organisation psychischer Erfahrung wiederentdecken müssen. Dies ist der Schlüssel zum Verständnis der biologischen Grundlagen, die Bowlby mit der psychischen Erfahrung zu verbinden versuchte. Wenn es Bezugspersonen nicht gelingt, das Kind zu beruhigen, wenn sie es verlassen oder ängstigen, leidet die Bindungsfähigkeit des Kindes. Slade fordert uns dazu auf, zu bedenken, dass Angst ein wesentliches Merkmal unserer evolutionären biologisch-sozialen Existenz darstellt, sodass alles, was die Angst verstärkt, problematisch ist. Ein Trauma erschwert eindeutig die Bindung und wenn es transgenerational weitergegeben wird, kann die Person, die Sicherheit bietet, auch die Person sein, die gefürchtet wird. Lieberman (2014) bekräftigt dies und schreibt:

> »Dysregulierte und traumatisierte Eltern können bei ihren Kindern sehr große Ängste auslösen [...]. Sie geben ihre innere Desorganisation an die Kinder weiter, indem sie nicht nur ihre Wut, Straflust und Unberechenbarkeit gegen das Kind richten, sondern auch, indem sie es realen disharmonischen Alltagssituationen aussetzen, die das Kind hilflos mitansehen muss oder denen es hilflos ausgeliefert ist.« (S. 278; Übers. E. K.)

Harris (2014) integriert Slades Hervorhebung der Angst in Bindungen in Brombergs Ausarbeitung der dissoziativen Selbstzustände: »Die intergenerationale Weitergabe von Traumata, bei denen Angstzustände oft in Verbindung mit nicht erkannten Erfahrungen gestörter Sicherheit in einer Generation auftreten, sickern in die nächste Generation durch und terrorisieren – oft nonverbal und in einem frühen, unverarbeiteten Stadium – diese Generation« (S. 270; Übers. E. K.). Wenn der traumatisierte Elternteil resilient und lebendig bleibt, kann diese Zustandsveränderung oder Fragmentierung für das Kind erträglich und von kurzer Dauer sein. Ich habe die Behauptung aufgestellt: Damit eine Verbindung und Bindung unter dauerhaft dysregulierteren Umständen stattfinden kann, muss sich das Kind an die implizite Kommunikation über die Traumageschichte anpassen. Das Kind muss dies tun, um eine Bindungsbeziehung eingehen zu können, wodurch es dann an die Anwesenheit und Abwesenheit eines Elternteils gebunden wird.

Den »Tanz« der Anpassung und Abstimmung, den das Kind vollführt, halten Bindungsforscher wie Lyons-Ruth (2002, 2003) häufig für eine Art Rollenumkehr – das heißt, das Kind versucht, den Elternteil affektiv zu regulieren, anstatt dass der Elternteil das Kind reguliert. Dies ist der ständige Versuch des Kindes, den Elternteil von außen zu reparieren – eine Reparatur, die nie vollständig sein kann, da der Schaden eigentlich im Inneren liegt. So entsteht das, was ich bezeichnet habe als

> »*Textur der traumatischen Bindung* – wie es sich für das Kind anfühlt, sich mit dem Elternteil verbunden zu fühlen. Angesichts dieser spürbaren affektiven Erfahrung entwickelt sich das Kind selbst so, dass es sich der Wunde in der Geschichte des Elternteils anpasst, sei es Krieg, Vergewaltigung, Sklaverei, Tod – die Liste ließe sich beliebig lang fortsetzen. An dieser Stelle könnte das Kind auch eine Art Resilienz entwickeln, da es in der Rollenumkehr dazu aufgerufen ist, früher erwachsen zu werden und vorzeitig die Person zu sein, die ihre Affekte besser regulieren kann.« (Salberg, 2015, S. 35; Übers. E. K.)

Eine intensive Bindung an die Eltern und eine affektive Intensität können sich aus einer unverarbeiteten Traumaszene heraus entwickeln. Daher muss sich das Kind – um sich an diesen Elternteil zu binden und diesen Elternteil an sich zu binden – auf die Traumaszene einlassen und sich darin verstricken. Durch empathische Spiegelung und das, was Hopenwasser (2008) *dissoziative Affektabstimmung* nennt, dringt die traumatische Geschichte der Eltern präverbal – bevor sie erzählt wird – in das Zellgefüge des Kindes ein. Harris (2006) schreibt über Gespenster und erfasst die gespenstische Qualität dieser transgenerationalen Traumaweitergaben; er glaubt, dass Gespenster dort existieren, wo keine Trauer stattfand.

Ich behaupte, bei den meisten transgenerationalen Traumaweitergaben ist Bindung das Medium, über das die Weitergabe funktioniert. Somit ist das Erleben eines Traumas weniger ein in sich abgeschlossenes Ereignis, vielmehr wird es zu dem, was man als Bindungstrauma bezeichnet. Ich glaube, dass die transgenerationale Traumaweitergabe nicht so sehr die eindeutige Weitergabe von irgendetwas ist, entweder von Inhalten oder von Erfahrungen, sondern die Folgeerscheinung des fragmentierten psychischen Zustandes einer traumatisierten Person. Es handelt sich hierbei um die dysregulierten Affektzustände der Eltern, die die Bindungserfahrung des Kindes durchdringen und Fantasien über die fehlenden Geschichten des Elternteils hervorrufen. Oft gehen hierbei Teile des Traumas verloren: Manchmal ist es die Erzählung, manchmal der Affekt und manchmal beides. An dieser Stelle begegnen sich Trauma und Bindungstheorien.

Das Kind muss das Gefühl haben, dass es Zugang zur elterlichen Psyche hat und in ihr leben kann. Ich hatte Patienten, die – um die Bindung an ihre depressive oder ängstliche Mutter aufrechtzuerhalten – zur deren Betreuer werden mussten. Eine Patientin wusste, dass, wenn sie ihre Mutter beruhigen konnte (indem sie ihren Arm oder ihr Haar streichelte), sie dann eine Chance hatte, etwas von ihrer Mütterlichkeit zu bekommen. Außerdem behauptete ich: Ist ein Teil jener Psyche abgetötet, versteckt und/oder dissoziiert, wird die Suche nach dem Elternteil schrecklich. In vielerlei Hinsicht ist die Suche nach einer fehlenden Verbindung die Bindung an eine Abwesenheit (Gerson, 2009; Grand, 2000). Müssen diese Kinder, um die Worte von Lyons-Ruth (2002, 2003) zu gebrauchen, nicht eine enorme Rollenumkehr vollziehen, die emotionale Regulation übernehmen und sich um ihre Eltern kümmern?

Reis (2009, 2015)[5] vertritt in seinen Schriften über Traumata und Zeugenschaft die Ansicht, dass das, was in den klinischen Fällen und Theorien in der Literatur zur transgenerationalen Traumaweitergabe beschrieben wird, weitgehend dasselbe ist, wie das, was berichtet wird, wenn Bezugspersonen unbewältigte Trauer erfahren oder ein Trauma (das nicht im Zusammenhang mit dem Holocaust steht) erleiden. Reis stützt sich auf Fonagy, Holmes und die Arbeit von Lyons-Ruth über desorganisierte Bindung und kommt zu dem Schluss, dass es nicht das Trauma ist, das problematisch wird, sondern der fragmentierte psychische Zustand der traumatisierten Bezugsperson, der über die Bindungsbeziehung weitergegeben wird.

Belege für diese komplexen, generationenübergreifenden Transmissionen finden sich in der Arbeit von Schechter (2003, 2017),

5 Reis schreibt von einem interessanten Schnittpunkt aus, an dem sich analytische Theorien der Subjektivität, Säuglingsforschung (als Teil der Boston Change Process Study Group) und intersubjektive Perspektiven verbinden.

der posttraumatischen Stress in den Geschichten von Eltern untersucht und dokumentiert hat. Er fand heraus, dass die Regulierung der Emotionen dieser Mütter selbstgesteuert erfolgt: »PTBS ist eine Erkrankung der Dysregulation der Emotionen, bei der traumatische Erinnerungsspuren und die damit verbundenen Affekte das Individuum überwältigen, sodass die Priorität statt auf Zugehörigkeit und gegenseitiger Regulation auf Überleben und Selbstregulation gesetzt werden muss« (2017, S. 265; Übers. E. K.). In seinen Forschungen beobachtete Schechter, dass der Zustand einer Mutter, die an einer PTBS erkrankt ist, beim Kind Alarm auslöst, ohne dass eine Verbindung zu einer tatsächlichen Angstsituation besteht. Das Kind und die Mutter befinden sich erfahrungsgemäß in einer neuen traumatisierenden Dynamik: »Das Kind und seine Mutter bleiben auf einer neuen traumatischen Erfahrung sitzen, die sie teilen und gemeinsam konstruiert haben und die trotzdem den ›traumatischen Kerngehalt‹ der früheren Erfahrung der Mutter zumindest teilweise weitergibt« (2017, S. 267; Übers. E. K.).

Kritische Erörterung der Literatur zur Bindungsforschung

Es bleibt wichtig, diese grundlegende Literatur kritisch zu beleuchten. Zunächst können wir feststellen, dass die meisten der oben zitierten Autoren der *Mutter* entscheidende Bindungsfunktionen zuschreiben. Hin und wieder wechselt der Sprachgebrauch zu den Begriffen »Bezugsperson«, »elterliches Objekt« oder »mütterliche Funktion«. Die zitierte Literatur leidet jedoch immer noch unter kulturellen Vorurteilen, die davon ausgehen, dass diese Funktionen ausschließlich in der Verantwortlichkeit weiblicher Körper liegen. In dem Maße, in dem diese Verantwortung weiblichen, domestizierten Körpern zugeschrieben wird, müssen weibliche Körper *auch* die Bürde der Schuld tragen, wenn diese Funktionen in der Familie oder in der Kultur unzureichend erfüllt werden. Im Allgemeinen hört man nichts von Vätern, da davon ausgegangen wird, dass Väter draußen in der Welt arbeiten, während die Mentalisierungsarbeit zu Hause stattfindet. In der Psychoanalyse werden Väter normalerweise als das *Dritte* im ödipalen Dreieck in die Psyche des Kindes eingeschrieben.

Diese Vorstellung lehnt sich an die traditionellen Geschlechterrollen an und erhält sie aufrecht; sie setzt die Struktur einer bürgerlichen, westlichen Kernfamilie voraus und schließt andere geschlechtliche und familiäre Konstellationen aus. Heutzutage akzeptieren wir, dass die »Mutter« in der Familie möglicherweise keine Vagina, sondern einen Penis hat. Wir können, wie Benjamin (1988) es ausdrückt, das Bedürfnis nach einer *subjektiven* Mutter anerkennen. Trotzdem bleibt, wie Grand (2019) schreibt, das familiäre Konstrukt, das mit Mami, Papi und Baby den Kern der psychoanalytischen Theorie bildet, problematisch. Es bürdet *einer domestizierten* Person die Rolle der Mentalisierung auf, während alle anderen davon ausgenommen sind. Für Grand kann dies tatsächlich die mütterliche Funktion *beeinträchtigen,* die wir als Bindeglied für die Heilung eines Traumas hoch schätzen. Ihrer Ansicht nach überrascht es nicht, dass wir uns auf »tote Mütter«, abgebrochene Bindungen und das Versagen bei der Mentalisierung als Folgen von Traumata konzentrieren. Grand argumentiert, dass die Psychoanalyse, wie auch die traditionelle westliche Kultur, eine idealisierte und *überlastete* Mutter konstruiert hat. Falls wir diese Perspektive einnehmen, um das Überleben von Traumata und seiner Transmissionen zu betrachten, könnten wir in einer Fixierung verharren, die Richman (2017) als »pathologische Neigung« bezeichnet.

Grand argumentiert, dass wir über keine theoretische Infrastruktur verfügen, mit der wir die *Stärken* des Überlebens theoretisch erfassen können. Nach einer Gräueltat entwickeln die Überlebenden nicht einfach einen *leeren Kreis*. Wie Richman (2018), Ornstein (2003, 2004), Stoute (2019, 2021) und andere feststellen, geben Überlebende Stärken und eine dauerhafte Liebesfähigkeit weiter. Wenn das traumatisierte Elternteil seine Widerstandsfähigkeit und Lebendigkeit beibehält, können seine verletzten Zustände von kurzer Dauer und für das Kind erträglich sein. Die Weitergabe des

Traumas erfolgt nicht nur in Form der Überbrückung einer elterlichen Abwesenheit, sondern wird zu einem Ort der Moral, der Empathie, des Stolzes und der Resilienz.

Zusammenfassend lässt sich sagen, dass Bindung eine zentrale und entscheidende Größe bei der Vermittlung und dem Überleben von Traumata darstellt, die in vielen Fällen an die nächste Generation weitergegeben wird. In der Literatur ist gut dokumentiert, wie die Weitergabe von traumatischen Erfahrungen von der Mutter/Bezugsperson an das Kind in dieser Beziehung reproduziert wird. Es ist von entscheidender Bedeutung, dass neben den traumatisierenden Transmissionen auch Aspekte der Resilienz erkennbar sind. Es handelt sich um ein komplexes Phänomen, das nicht nur auf Opfer oder Täter reduziert werden sollte. Darüber hinaus kann die Rolle wichtiger Anderer – wie der andere Elternteil/eine Bezugsperson, die Großeltern, die erweiterte Familie oder ein Kindermädchen/Babysitter – diese Transmissionen kompensieren. Die Fähigkeit des Kindes, mehr als eine Person und mehr als eine Form der Bindung zu internalisieren, sollte nicht übersehen werden. Wir sollten auch nicht vergessen, dass eine frühzeitige Intervention durch Bemühungen der Schule oder durch eine Behandlung diesen Familien helfen kann, die Fähigkeit zu Resilienz und Wachstum wiederherzustellen und zu heilen.

Kapitel 3

Die Wunde und ihr sozialer Imperativ

Sue Grand

> »Irgendwo, weit weg, ruft wehklagend mir ein anderer Schrei entgegen, ein anderer, der der gleiche ist, der gleiche Schrei, von einer anderen Stimme gesungen. Als die Antwort endet, überkommt mich die Gewissheit [...], dass es jetzt geschehen ist. Nichts weiter. Nur dies, und auf diese Weise – jetzt ist es geschehen [...]. [D]as Geschehen, das meinen Schrei auslöste, ist erst jetzt, durch die Erwiderung, wirklich und unzweifelhaft geschehen.« (Buber, 1923, S. 1f.; Übers. E. K.)

Transgenerationale Prozesse stellen den Versuch dar, sich mit der unbewältigten Geschichte unserer Vorfahren zu verbinden, sie zu repräsentieren und zu reparieren. Nachfolgende Generationen werden implizit zur *Zeugenschaft* aufgerufen, einem Begriff, der aus der Holocaustforschung stammt (siehe Laub & Auerhahn, 1993). Es handelt sich hierbei um einen relationalen Prozess: Die Bezeugung durch einen Überlebenden verlangt nach einem empathischen Anderen, der diese Bezeugung in sich aufnehmen kann. Es wird angenommen, dass traumatische Ereignisse ein Defizit in der mentalisierenden mütterlichen Funktion hervorrufen; der Zeuge macht das Angebot, die mütterliche Funktion wiederherzustellen.

Die *entwicklungspsychologischen* Grundlagen der Zeugenschaft spiegeln die der normalen Kindheit wider, selbst wenn die *Zeugenschaft* Erfahrungen einschreibt, die radikal vom Menschlichen abweichen. Mit der *wohlwollenden Autorität* der frühen Bezugsperson in Beziehung zu sein, fördert die Handlungsfähigkeit und Selbsterkenntnis. Unsere eigene Entwicklungsgeschichte hat sowohl einen seelischen als auch einen körperlichen Ursprung; sie verläuft bewusst und unbewusst; sie beinhaltet Selbst- und Fremdbilder;

sie ist sensorisch, präverbal *und* symbolisch. Der gesamte Prozess ist kulturell geprägt und untrennbar mit unserer Kultur verbunden. Er ist objektbezogen und ermöglicht uns, Trost bei anderen zu suchen; unsere Widerstandsfähigkeit und Reflexionsfähigkeit werden gestärkt. Wir können »generative Schuld« und »kreative Scham« in Bezug auf den verletzten Anderen empfinden (siehe Grand, 2018a). Hieraus ergibt sich eine ethische Orientierung. Damit eine lebendige und menschliche Seele sich entwickeln kann, muss die familiäre Ansprechbarkeit in der *kulturellen* Ansprechbarkeit verankert sein.

Wir gehen davon aus, dass das *familiäre* Umfeld nie vollkommen ist. Was die sozialethische Wende der Psychoanalyse betrifft, so können wir *auch* davon ausgehen, dass die *kulturelle Ansprechbarkeit* zutiefst brüchig ist. Die Narrative über uns selbst sind von den Fehlern, Brüchen, Geboten, Vorschriften und Verboten in unserem familiären/kulturellen Umfeld sowie von den Reparaturen in diesem Umfeld geprägt. In unserer klinisch-kulturellen Arbeit sind wir an den *Lücken* interessiert, was die Ansprechbarkeit/die Reparaturen während unseres gesamten Lebens betrifft (siehe Layton, 2020). Alles hängt damit zusammen, wie die Psychoanalyse in Zeiten größter Not auf die Menschheit blickt. Wenn Individuen und Gruppen bösartigen Kräften unterworfen sind, stoßen sie oft auf das Schweigen einer Welt, die sie zurückweist. Aus entwicklungspsychologischer Sicht erscheint diese Zurückweisung als Defizit in der containenden mütterlichen Funktion.

Heilung ist demzufolge ein vielschichtiger Prozess, der die einfühlsame Anerkennung einer bisher nicht anerkannten Wunde voraussetzt. Dies können wir nicht genug unterstreichen. Das Fehlen von Anerkennung durch die zwischenmenschliche und kulturelle Welt ist eine Katastrophe. Wie wir bereits erörtert haben, können wir nicht in einer Welt ohne Bindungen leben. Objektlosigkeit ist ein unmöglicher Zustand. Bei Traumata großen Ausmaßes muss die Anerkennung in intersubjektiven *und* kulturellen Kontexten, in intimen Räumen *und* in öffentlichen Einschreibungen erfolgen. In psychoanalytischen Dyaden wird das Bezeugen zu einem entscheidenden Faktor im Heilungsprozess, da es zu zweit stattfindet. Diese intersubjektive Einschreibung soll eine Antwort auf den unausgesprochenen Schmerz des Traumas geben und die betroffene Person entlasten. Der Begriff der *Zeugenschaft eines Traumas* erinnert auch an den juristischen Begriff der *Zeugenschaft,* der sich auf eine *Zeugenaussage vor Gericht* bezieht, *insbesondere im Hinblick auf ein Verbrechen, das stattgefunden hat.* Die Bezeugung vergangener Verbrechen und die Notwendigkeit einer öffentlichen Niederschrift in einer Welt des Gesetzes: Etwas zu bezeugen ist ein ethischer Akt, der untrennbar mit sozialer Gerechtigkeit verbunden ist.

Die Wunde: Narrative Löcher und epistemische Auslöschungen

Dieses Kapitel gibt einen Überblick über Theorien zur Zeugenschaft und nennt hierfür Beispiele.

Beginnen wir mit einer Frage, auf die es eine offensichtliche Antwort zu geben scheint: *Was* bezeugen wir? Die offensichtliche Antwort lautet: Das, was im Sinne der Nachkommen der Überlebenden bezeugt werden *muss*. Zeugnis ablegen ist ein Vorhaben, das auf einen anderen ausgerichtet ist. Es liegt nicht an uns, den Fokus unserer empathischen Reaktion vorzugeben; folgen wir dem Vorschlag von Orange (2011) und Goodman (2012), so müssen wir auf die Aufforderung des anderen antworten. Als in der ursprünglichen Holocaust-Literatur die Beziehung zwischen dem Verwundeten und dem Zeugen in Worte gefasst wurde, kamen Autoren dieser Aufforderung nach. Die Konzepte, die sich daraus ergaben, wurden weltweit auf schwerwiegende Traumata angewandt.

Nichtsdestotrotz ist das von den Holocaust-Studien gezeichnete Bild der Zeugenschaft mit Voreingenommenheiten und Einschränkungen behaftet, die in diesem Kapitel näher erläutert werden. Gentile (2017) bemerkte ein offensichtliches Problem: Ausgehend von der Forschung, die nach dem Holocaust stattfand, bestand in der Einschätzung von *Zeugenschaft* die Tendenz, dass Traumata in der Vergangenheit verortet sind, während die Überlebenden (und ihre Nachkommen) weitgehend in einer viel sichereren Gegenwart leben. Es wurde angenommen, dass diese relativ sichere Gegenwart die Plattform bildet, auf der die Nachkommen *vergangene* Traumata erben und reflektieren können. Dies entspricht der Zeitlichkeit des Holocaust. Aber, wie Gentile hervorhebt, sind schwerwiegende Traumata für viele Personen und Gruppen niemals *vorbei*; vielmehr nehmen die Praktiken der vergangenen Verfolgungen nur neue, fortschreitende Formen an. Es gibt keine sichere Plattform in der Gegenwart, von der aus historische Wunden untersucht werden können. Dies hat Auswirkungen auf die Zeugenschaft. Ich komme später auf diese kritischen Betrachtungen zurück, zunächst werde ich aber die ursprünglichen Aussagen der Holocaust-Studien untersuchen.

Narrative Löcher

Wie wandeln wir vergangene Ereignisse in Ereignisse der Vergangenheit um, die betrauert werden können? Die ursprüngliche Holocaust-Literatur konzentrierte sich auf die Wiederherstellung des traumatischen Wissens im Selbstnarrativ des Überlebenden. Laub zufolge kann der *Überlebende selbst* die Ereignisse seiner Geschichte nicht *ohne einen empathischen Zeugen* erzählen. Ohne diesen Zeugen bleiben die traumatischen Ereignisse zeitlos, sie werden Gegenstand von dissoziativen Lücken, unausgegorenen Zuständen und Wiederholungen. Für Laub (1992) und seine Kollegen (Laub & Auerhahn, 1993; Laub & Podell, 1995) werden Traumata auf der Grundlage von Voraussetzungen definiert, die das sprachliche Wissen übersteigen, sodass traumatische Ereignisse psychisch nicht erfasst werden können. Folgt man dieser Sichtweise, so *kann* der Einzelne *erst* durch das Hören und Entgegennehmen der Bezeugung durch einen empathischen Anderen von den traumatischen Ereignissen *wissen*. Um es mit Laubs Worten auszudrücken: Ein schwerwiegendes Trauma ist ein »Ereignis ohne Zeugen«, wodurch es zu etwas wird, wovon das Subjekt nichts wissen kann. Caruth (1995) verweist auf dieses Dilemma, wenn sie feststellt, dass »die Macht dieser (traumatischen) Erfahrung sich anscheinend gerade [...] in dem Moment zeigt, in dem das Verstehen dieser Erfahrung kollabiert« (S. 7; Übers. E. K.). Diese Ansicht deckt sich mit der von Baranger, Baranger und Mom (1998), die feststellen: »Wir können uns den Gegenstand des ›unverfälschten Traumas‹ als einen Gegenstand ohne Geschichte vorstellen« (S. 69; Übers. E. K.).

Diese Annahme – dass ein schwerwiegendes Trauma aus dem Gedächtnis verschwindet und damit auch das eigene Wissen um das Trauma – wurde mit einer Sichtweise traumatisierter Zustände verknüpft, in denen die innere, mentalisierende »Mutter« als nicht vorhanden, tot oder eingefroren erscheint. Diese Sprachlosigkeit der (realen oder inneren) »Mutter« wird von der französischen Psychanalytikerin Altounian (1999), der Tochter eines Überlebenden des armenischen Völkermordes, herausgestellt:

> »Jedes Kind von Emigranten, die eine Vernichtung überlebt haben, ist mit der Aufgabe betraut, die Spuren, die ihm von ihren Eltern hinterlassen wurden, wieder mit Leben zu füllen und ihnen eine Bedeutung zu geben [...]. Die paradoxe, tragische Botschaft, die zwischen der Mutter, der Umwelt und dem Kind dieser Geschichte nicht in Worte gefasst kann, ist so etwas wie ihre eigene Negation: ›Wir übermitteln dir ein Leben ohne symbolischen Bezug.‹« (S. 441–442; Übers. E. K.)

Obwohl Altounian das Tagebuch ihres Vaters über den Völkermord erhielt, obwohl sie von der *realen* elterlichen Präsenz inspiriert und gehalten wurde, ruft sie die Aushöhlung des inneren »elterlichen Schutzschildes« in Erinnerung (Grand, 2000). Vor allem weist sie auf das *Fehlen* einer öffentlichen, historischen Anerkennung des armenischen Völkermords hin. Die Nachkommen des Völkermordes an den Armeniern kämpften um die internationale Anerkennung dieses Verbrechens (siehe Hachikian, 2017). Diese fehlende Anerkennung unterscheidet ihr Erbe von dem der Nachkommen von

Holocaust-Überlebenden. Altounian (1999) stellt die Frage: »Wie kann der unvorstellbare Inhalt dieses *geheimen* Verbrechens in der Psyche einen Platz finden?« (S. 443; Übers. E.K.)

Wie bereits erwähnt, schlugen die Verfasser der Holocaust-Studien vor, dass die mütterliche Funktion nach einer Gräueltat zu einer *toten Mutter* werden kann (Green, 1972). Wir stellten diese übertriebene Verallgemeinerung infrage. An dieser Stelle konzentriere ich mich auf die zugrunde liegenden Annahmen über traumatisches Wissen. Die Holocaust-Literatur geht davon aus, dass extreme Ereignisse die Psyche des Überlebenden seines eigenen Narrativs berauben. Wenn die Mentalisierungsfunktion für die Selbsterkenntnis von Bedeutung ist, wenn die Mentalisierungsfunktion sich in eine *tote Mutter* verwandelt hat, was kann dann von dem erkennenden Subjekt übrigbleiben? Für Laub und Auerhahn (1993) sowie für Felman (1995), Grand (2000), Caruth (1995) und Langer (1991) würde dieser Zusammenbruch einen Zustand herbeiführen, in dem »es keinen Erkennenden und kein Erkanntes gibt; die eigene Psyche wurde dann von dem verlassen, was sie kennzeichnet [...]. Die Viktimisierung ist eine Beziehung, die sich durch ihr intersubjektives Versagen, durch das Scheitern des menschlichen Umgangs miteinander definiert« (Grand, 2000, S. 24; Übers. E.K.).

Laub und Podell (1995) beschreiben dies als einen *leeren* Kreis im *Epizentrum* des Selbst und der Erinnerung. Wie bereits erwähnt ähnelt dieser *leere Kreis* der leeren Psychose von Green (1972), dem »schwarzen Loch des Nichts« von Grotstein (1990) sowie der Abgeschiedenheit von Guntrips (1969) schizoidem inneren Kern und es besteht eine Verbindung zu Gersons (2009) *totem Dritten.* Es handelt sich um einen Bereich der Objektlosigkeit, der voll von Objekten ist, die den Überlebenden verfolgen. Der *leere Kreis* ist unbekannt und dem Wissen nicht zugänglich, er ist unvollständig, ohne Sprache, leer und abgetötet; sein eigenes traumatisches Wissen ist nicht mehr vorhanden. Grand (2000) zufolge ist der *leere Kreis* ein Ort »katastrophaler Einsamkeit«, in dem es den »Imperativ zu erzählen und die Unmöglichkeit zu erzählen« gibt (S. 35; Übers. E.K.). Diese

Einsamkeit schreibt jene radikale menschliche Abwesenheit ein, in der es kein Ich-Du gab.

Die genannte Literatur ist oft in einem Ton verfasst, der endgültig ist und bedauerlicherweise das traumatisierte Innenleben pathologisiert. Wie wir festgestellt haben, wurde diese Literatur sowohl von Richman (2017, 2020) als auch von Anna Ornstein (2003) treffend kritisiert. Das Beibehalten eines inneren Selbstzeugen ist ein Beispiel für die Resilienz, die Ornstein bei Überlebenden hervorhebt. Es scheint uns schwerzufallen, *sowohl die zugefügten Wunden als auch die menschlichen Stärken* zu erkennen, die ein Trauma überdauern. Grand (2009) weist darauf hin, dass wir, wenn wir über dieses Problem nachdenken, Schwierigkeiten haben, sowohl die Wunden als auch die Stärken des Überlebens zu thematisieren.

Nichtsdestotrotz schwingt dieses Gefühl, dass die Grausamkeit ihr eigenes Narrativ beseitigt, sicherlich bei vielen Therapeuten, Überlebenden und ihren Nachkommen mit. Angesichts ihrer Arbeit in Argentinien und Peru zur Heilung der Traumata durch politische Folter und das Verschwinden politischer Gegner schreibt Varea (2011): »Die Fähigkeit, Bedeutung zu erschaffen, wird durch nichts stärker bedroht als durch die Tatsache, Opfer von Gewalt geworden zu sein. In ihren vielen Formen und Ausprägungen unterbricht Gewalt das Erzählen der Geschichte sowie unsere Fähigkeit als Überlebende, ihr einen Sinn zu geben, und macht uns hilflos« (S. 153; Übers. E.K.). In vielen Ländern führen politische Bewegungen und Militärputsche dazu, dass Dissidenten gefoltert und getötet werden. Wie Salberg (persönliche Mitteilung, 2023) andeutet, richtet sich diese Gewalt sowohl gegen die *Erzählung* als auch den *Erzähler*. Wer Gewalt und Herrschaft ausübt, *kann* die Stimme der Unterdrückten wirkungsvoll an sich reißen und bestimmen, welche Geschichten erzählt und welche Geschichten nie erzählt werden.

Diese Unmöglichkeit zu wissen, was gewusst werden muss, kommt im kulturellen Kontext *und* bei intrapsychischen Dissoziationen vor (siehe Herman, 1992, 2023). Die von Laub und Auerhahn (1993) formulierte Traumatheorie ähnelt in vielerlei Hinsicht derjenigen von Davies und Frawley (1994). In ihrer Studie über Erwachsene, die einen sexuellem Missbrauch in der Kindheit überlebten, stellen sie fest, dass traumatische Erfahrungen »nicht die Verarbeitung, sondern die Aufkündigung psychischer Inhalte« mit sich bringen (S. 66; Übers. E. K.).

Doch während relationale Theorien über Dissoziation zu der Erkenntnis neigen lassen, dass sich verschiedenartiges Wissen in multiplen, dissoziativen Selbstzuständen äußert, scheinen Laub und Auerhahn einen einheitlicheren Blick auf das Selbst zu haben. Laub erweckt in seiner Arbeit den Eindruck, dass einige traumatische Affekte und Ereignisse *nie* in das Narrativ der Überlebenden *eingeschrieben wurden*, bis das menschliche Zuhören eines Zeugen jene *erste* Einschreibung möglich machte. Diese Sichtweise wurde zu stark verallgemeinert: Grand geht in ihrer früheren Arbeit davon aus, dass die Nachkommen »in unterschiedlichem Ausmaß bis gar nicht« (Eigen, 1996, S. 106; Übers. E. K.) von ihren Eltern belastet werden. Salberg (2015, 2017) entwickelte ihre Theorie, indem sie durch die Linse der abgebrochenen Bindungen und abwesenden Zustände auf das elterliche Objekt schaute. Aus dieser Perspektive versuchen die Nachkommen, das furchtsame »Etwas« der Erinnerung durch das furchtbare »Nichts« des Todes zu ersetzen (siehe Kierkegaard, 1937). In der genannten Literatur findet dieser transgenerationale Kampf Beachtung, auch wenn ein zu eindeutiges Bild entworfen wird:

> »Die menschlichen Grausamkeiten, die in der Bezeugung durch den Überlebenden weder gesehen noch gehört werden können, behalten tatsächlich ihren enormen Einfluss durch die Tatsache, dass sie nicht erzählt werden, denn gerade dieses Schweigen eröffnet in der nächsten Generation einen erschreckenden imaginären Raum […]. Durch diesen Raum in der Fantasie […] erschafft der Sohn eines Überlebenden […] Ereignisse und Erfahrungen, um eine existenzielle Leere zu füllen […], er versucht, das einsame Selbst des Traumas in einer imaginären Beziehung zu einem anderen Menschen zu platzieren.« (Grand, 2000, S. 24; Übers. E. K.)

Diese Sichtweise erweist menschlichem Leid und dem Heilungsprozess großen Respekt. In der genannten Literatur kommt es auch vor, dass Nuancen der Traumaweitergabe *nicht* bezeugt werden. Gleichwohl ist sie von der Ethik Bubers und Levinas' geprägt, dem Auftrag, sich um den leidenden Anderen zu kümmern.

Epistemische Zweideutigkeiten in Einklang bringen

Die oben zitierte Literatur stützt sich auf bestimmte Annahmen über traumatisches Wissen, die Auswirkungen auf die transgenerationale Traumaweitergabe haben. *Was* konstituiert Wissen, *wo* ist *Wissen* angesiedelt, *durch wen* und *wie* wird historisches Wissen zum Ausdruck gebracht? Dies sind wichtige Fragen für das transgenerationale Projekt. Sie werden angesichts folgender Fragestellungen offenkundig: Was genau bedeutet es, dass es keine erinnerte Einschreibung der Überlebenden gibt, *bis die Bezeugung auf den Zeugen trifft?* Wie lässt sich diese Perspektive mit der Beziehungsvorstellung eines dissoziativen vielfältigen Systems des Selbst in Einklang bringen, in dem abgespaltene Selbstzustände die Geschichte *ständig* aufrechterhalten/inszenieren/projizieren? Gibt es ein Loch in der Geschichte *oder* eine Zerstörung der *Verbindungen* zwischen den Selbstzuständen, die diese Geschichte in sich tragen? Wahrscheinlich triff beides zu. Wissen die Überlebenden *immer schon vor* der Begegnung mit einem empathischen Zeugen von dem Trauma? Oder entsteht das Wissen dadurch, dass ein Zeuge zuhört? Diese Fragen haben großen Einfluss auf das, *was* bezeugt werden muss und *welche* Rolle(n) der Zeuge/Nachkomme einnehmen soll.

Diese Positionen – die von Laub und Auerhahn (1993) und die der relationalen Traumatheorie (siehe Alpert, 2001; Davies & Frawley, 1994; Grand, 2000; Howell, 1996; Reis, 2009) – scheinen diese Fragen unterschiedlich zu beantworten. Zwischen den genannten Ansätzen besteht jedoch möglicherweise ein Zusammenhang. Die Zeugenaussagen im Holocaust-Archiv in Yale zeigen, dass Überlebende ihre eigenen Erfahrungen schildern *konnten.* Laub und Auerhahn (1993) beschreiben Unterschiede in Bezug auf das geschichtliche Wissen der Überlebenden und ihrer Nachkommen. Für die Überlebenden reichen diese Unterschiede vom instinktiven, leeren und unausgereiften bis hin zum verkörperten, inszenierten und symbolischen Wissen. Da diese Traumata über nachfolgende, *in Sicherheit lebende* Generationen weitergegeben werden, kann das unterschiedlich ausgeprägte Wissen mehr ins Symbolische kippen. Obwohl sich dieses Wissen anscheinend immer noch auf ein einheitliches Selbst bezieht, lässt sich ihre Instabilität leicht in die Traumatheorie des multiplen Selbst integrieren (siehe Bromberg, 2001; Davies & Frawley, 1994; und andere). In dieser Theorie des multiplen Selbst wird fragmentierten, abgespaltenen Selbstzuständen *sowohl Wissen als auch Nichtwissen* eingeschrieben, die *jede* oder *alle* der von Laub und Auerhahn beschriebenen Formen annehmen können.

Aus dieser Perspektive ist die traumatische Geschichte ständig in einem Zustand der Auftauchens. Die Geschichte bekommt einen Namen und erscheint in nicht symbolisierten Formen immer wieder. Deshalb: Wenn Laub (1992) argumentiert, dass ein Trauma ein Ereignis ohne Einschreibung darstellt, können wir daraus ableiten, dass für diese Autoren eine »narrative Einschreibung« in Wirklichkeit eine *sprachliche, reflexive, symbolische Erzählung* bedeutet, die sich aus dem Dialog zwischen dem Überlebendem und dem Zeugen entwickelt. Die meisten Therapeuten, die mit Traumata arbeiten, helfen ihren Patienten, das zu benennen, was sie bereits in anderen, nicht-symbolischen, verkörperten Formen kennen.

Geworfensein: Kultur, Ethik und erkenntnistheoretische Probleme

Im Idealfall entspricht die Aufgabe des Bezeugens der des Befreiungskampfes, den Sartre in seinem Vorwort zu Fanons (1963/2004) *Die Verdammten dieser Erde* beschrieb. Unter Bezugnahme auf die

Befreiung Algiers von seinen grausamen Kolonialherren beschreibt Sartre (1981) einen Aufstand, der »zugleich Unterdrücker und Unterdrückte [eliminiert]: der eine Mann tot, der andere Mann frei«. Dies war die an sozialer Gerechtigkeit orientierte Kritik, die Fanon entfachte – allerdings wurde er bis vor Kurzem von den Hauptströmungen der Psychoanalyse ignoriert. Das erneute Interesse an seinem Werk führt uns zu dem Anliegen der sozialen Gerechtigkeit zurück, das ursprünglich Teil des Projekts von Freuds freien Kliniken war. Diese Themen durchziehen die Arbeiten über die transgenerationale Traumaweitergabe. Sie verfolgen das Ziel, *sowohl* Unterdrücker *als auch* Unterdrückte zu beseitigen und unsere destruktiven inneren Kräfte zu besiegen, um sowohl uns selbst *als auch den Anderen* zu befreien. Der befreiende Auftrag des Bezeugens klingt sowohl bei Apprey (2003, 2006) als auch bei Gump (2010) nach; sie stellten fest, dass die Nachkommen afroamerikanischer Sklaven *sowohl* den Sklavenhalter als auch den *Sklaven* internalisiert haben. In ähnlicher Weise schreibt Kestenberg (1982), dass »Kinder von (Holocaust-) Überlebenden sich von der Invasion ihres Über-Ichs durch das doppelte Bild des Verfolgers und seines Opfers befreien müssen« (S. 17; Übers. E.K.).

Im besten Fall ermöglicht uns diese Erinnerungsarbeit, dass wir über unsere eigene kulturelle Eingebundenheit hinaus fühlen und nachdenken. Sie »bringt uns an einen Ort, an dem wir nicht länger Gefangene der Vergangenheit sind, sondern frei, um mit Menschen wie uns und Menschen, *die sich von uns unterscheiden*, erneut in Beziehung zu treten« (Krondorfer, 2016, S. 93; Kursivschrift hinzugefügt, S.G.). Durch transgenerationale Studien nähern wir uns dieser Fähigkeit, aber die genannte Literatur ist immer noch in einer Abfolge analytischer Geschichte verankert, in der *Unterdrückung kritisiert wird* (vgl. Gaztambide, 2019), auch wenn sie diese wiederholt (vgl. Brickman, 2017). Innerhalb unseres eigenen Bereiches umfasst *unser* transgenerationales Vermächtnis auch sexuelle Grenzverletzungen gegenüber Patienten sowie Voreingenommenheit bezüglich Schicht- und Rassenzugehörigkeit, Gender, Ethnizität und sexueller

Orientierung. Wenn nicht-weiße, nicht der Norm entsprechende Patienten unsere Behandlungsräume betreten, sind sie dem Risiko von Sexismus, Rassismus und Klassismus ausgesetzt. Und wenn sie ein Trauma erlitten haben, könnte dieses Trauma abgewertet *oder* in »unsere« weißen, westlichen Denkmuster einverleibt werden.

Krondorfer (2016) erinnert uns daran, dass wir so möglicherweise »undifferenziertes Gerede über Traumata aufrechterhalten, sodass es zu einer falschen Gleichsetzung aller traumatisierten Menschen« kommt (S. 93; Übers. E.K.). Angesichts seiner Arbeit an der Wiedergutmachung nach der Apartheid in Südafrika, behauptet Gobodo-Madikizela (2016), dass die Erkenntnisse aus der Literatur über Traumata sich nicht unbedingt verallgemeinern lassen. Wir müssen uns fragen, wie ein Blick aus der Perspektive der westlichen Kultur unseren Auftrag *behindert*. Reifiziert die westliche Psychoanalyse die *symbolische/sprachliche Narration* als eine *überlegene* Form des Wissens? Könnte sich darin die weiße, westliche, patriarchalische Form des Sprechens über Vernunft, Aufklärung und die Eigenart des »Wissens« widerspiegeln? Macht uns unsere bürgerliche, Wienerische Konstruktion von Familie (Mama, Papa, Baby) gegenüber anderen kulturellen Ausprägungen (siehe Grand, 2018b) blind? Haben nicht-weiße und nicht-westliche Menschen andere Register, um ihre traumatische Geschichte zu erkennen und zu bezeugen? In ihrer Untersuchung der genozidalen Gewalt in Burundi stellen Lambourne und Niyonzima (2016) fest: In gemeinschaftlichen, glaubensbasierten Kulturen, die *spirituelle* Formen des Wissens pflegen, nehmen Zeugenschaft und Bezeugen eine andere Gestalt an.

All diese Fragen kreisen um die Besonderheit traumatischen Wissens und den Ort, an dem dieses Wissen angesiedelt ist. Gewiss, wenn wir unser Trauma benennen können, fällt es uns leichter, es zu betrauern. An dieser Stelle lautet die Frage: *Wie* werden traumatische Erfahrungen in nicht-westlichen, nicht-weißen Kulturen erkannt und benannt? Wie findet die historische Wahrheit ihre Einschreibung? Nicht-herrschende, unterdrückte Kulturen verfügen sicherlich über ein Wissen von Traumata, das die weiße Psychoanalyse verdrängt hat. Gump (2017), Holmes (2006), Leary (2005), Stephens (2022), Stoute (2019, 2021) und Vaughans (2015) befassen sich mit dem Vermächtnis von Sklaverei und rassistischer Verfolgung. Die schwarze feministische Analytikerin Foluke Taylor (2023) protestiert gegen die westlichen, patriarchalen Begrenzungen und Binaritäten, die sprachliches, lineares »Wissen« definieren und aufwerten; sie plädiert für die ganzheitlicheren, spirituellen, ganzkörperlichen, intuitiven Ausdrucksformen der Wahrheit, die das Erbe der schwarzen Frauen widerspiegeln. Wie Menakem (2017) hervorhebt, sind diese Wahrheiten auf den Körper geschrieben. Taylor (2023) berücksichtigt dies und plädiert für ein »eigenwilliges therapeutisches Vorgehen«, das sich von jenen westlichen Formen des »Wissens« abhebt, die ihre Vorfahren gekauft und verkauft haben. In ähnlicher Weise behauptet Stoute (2019, 2021) in ihrer Arbeit über schwarze Wut, dass Wut ein transgenerationales Bewahren von Würde ist, der Fähigkeit, unter Bedingungen des Hasses zu lieben. Unter Bezugnahme auf James Baldwin drückt Stoute (2021) dies wie folgt aus:

> »Baldwin verweist auf die ›unanfechtbare monumentale Würde‹ der Afroamerikaner, die in dieser generationenübergreifenden Erzählung der Traumata an die Familien weitergegeben wurde, Jahrzehnte bevor Psychoanalytiker Resilienz und Würde in psychologischen Begriffen als Konstrukte konzeptualisierten, die das Selbst unter den Bedingungen von Diskriminierung und entmenschlichenden Traumata schützten.« (S. 352; Übers. E. K.)

Die Verbindung, die Stoute zwischen schwarzer Wut und dem Erbe der »monumentalen Würde« herstellt, ist eine kraftvolle Aussage über *unterdrücktes Wissen* und seine Abweichungen von der weißen, westlichen Psychoanalyse.

Wessen Trauma ist wichtig? Die kulturelle Eingebundenheit der westlichen Psychoanalyse kann auch die Art und Weise einschränken, wie wir geschlechtsspezifische Gewalt bezeugen. Fox (2021), der sich in seiner Arbeit mit den Folgen des Völkermordes in Ruanda beschäftigt, behauptet, dass nach Gräueltaten geschlechtsspezifische

Gewalt und Massenvergewaltigungen nur selten erinnert und anerkannt werden. Trotz der akribischen Aufzeichnungen der Grausamkeiten des Holocaust tauchten in diesen Berichten bis 2010 *Massenvergewaltigungen* nicht auf (Hedgepeth & Saidel, 2010); sie fehlen weitgehend in transgenerationalen Studien. Wenn eine Frau von einem Feind vergewaltigt wurde, sind die Kinder, die aus dieser Vergewaltigung hervorgehen, von Armut, Scham, sozialer Ausgrenzung und sozialem Hass gezeichnet. Wie Taylor in ihrer Arbeit andeutet, werden *Massenvergewaltigungen* möglicherweise in Formen des Wissens und Sprechens erfasst, die von patriarchalen Kulturen nicht anerkannt werden. Wir können dies in einem Aufruf von Caroline Randall Williams (2020) an die Verfechter der weißen Vorherrschaft in den Vereinigten Staaten hören, einer Aufforderung, die Versklavung und Vergewaltigung ihrer Vorfahren zu bezeugen: »Meine Haut trägt die Farbe der Vergewaltigung. Meine hellbraune Schwärze ist ein lebendiges Zeugnis für die Regeln, die Praktiken, die Probleme des Alten Südens […]. Sie wollen ein Denkmal der Konföderierten? Mein Körper ist ein Denkmal der Konföderierten.«

In ihrer umfangreichen Arbeit über sexuellen Missbrauch hat Judie Alpert (2017) diese Wissensformen entschlüsselt. Am Sterbebett ihrer Mutter erfährt Alpert die geheim gehaltene Geschichte ihrer mütterlichen Vorfahren und entschlüsselt ihren transgenerationalen »Auftrag«. Dieser handelt von einem Vermächtnis der sexuellen Gewalt aus Pogromen im Russland des frühen 20. Jahrhunderts, der Resilienz der Großmutter, ihrer Auswanderung nach Amerika und schließlich der Vergewaltigung von Alperts Mutter durch ihren ersten Chef. All dies wurde im Stillen ertragen. Ihr wurde im Rückblick ihr eigener lebenslanger Einsatz gegen sexuellen Missbrauch klar. Sie wird Teil eines größeren »Personenkreises von Zeugen« (Grand, 2015), der uns erkennen lässt, dass »Hoffnung auch die Dunkelheit durchdringt. Mütterliche Fürsorge überlebt ihre eigene Auslöschung« (S. 263; Übers. E. K.).

Indigenes Wissen: Die Erde als Zeugin

Indem wir unsere eigene kulturelle Eingebundenheit hinterfragen, können wir, was Wissen und Heilung betrifft, in Austausch kommen mit den Praktiken anderer Kulturen. Tracey (2012) arbeitete mit Heilern der australischen Aborigines und beschäftigte sich mit generationsübergreifenden Traumata der Aborigines, die durch die Kolonialisierung verursacht wurden; sie stellt uns die psychotherapeutische Praxis des »Träumens« und eine alte Form der Traumabehandlung, bekannt als Dadirri, vor. Es handelt sich um

> »eine ritualisierte Form des ›tiefen Zuhörens‹, kein gewöhnliches Bezeugen, sondern eine empathische psychische Handlung, die heute weltweit als Psychotherapie bekannt ist [...]. Aborigines, die als Heiler arbeiten, stellen fest, dass in unserem Beruf als Psychotherapeuten ebenso mit Symbolisierungen gearbeitet wird wie in ihrer Praxis des ›Träumens‹.« (S. 356f.; Übers. E. K.)

Diese Traditionen wurden, wie so viele andere auch, durch koloniale Raubzüge zerstört. Genau diese Verletzung kann zu einem beklagenswerten Argument werden, das für die Einführung psychoanalytischer Praktiken verwendet wird. Hier ist Traceys Arbeit eine seltene Ausnahme. Indem sie zusammen mit anderen versucht, diese Verletzung zu heilen, beteiligt sie sich an der Wiederherstellung der Kultur und Tradition der Aborigines. Von einem Aborigine, der im Gesundheitswesen arbeitet, erfährt sie, dass die Psychoanalyse »denselben Platz einnimmt wie unser Träumen« (Tracey, 2012, S. 358; Übers. E. K.). Tracey findet Parallelen zwischen psychoanalytischen Konzepten und Dadirri, doch sie legt ihre westliche Brille ab. Sie tritt einen Schritt zurück. Im Vordergrund steht ein Ältester, er spricht von der lebendigen, natürlichen Welt, die das menschliche Leiden einschreibt.

Durch seine Augen offenbart sich eine *Landschaft,* die dies bezeugt:

> »Der australische Kontinent ist durchzogen von den Gebieten des Träumens: gehen, schlittern, kriechen, fliegen, verfolgen, jagen, sterben, gebären, Rituale vollziehen, Dinge an ihrem eigenen Platz errichten, die Formen des Landes und das Wasser, Beziehungen zwischen einem Ort und einem anderen herstellen, wechselnde Sprachen, Lieder, wechselnde Verwandtschaften.« (S. 364; Übers. E. K.)

Hier, wie auch in den Kulturen der amerikanischen Ureinwohner, ist die Erde die Mutter, eine nährende *Kraft*, die Quelle allen Lebens. Wenn die Erde geachtet wird, bietet sie das, was wir als die containende »mütterliche Funktion« betrachten. Aber *diese* mütterliche Funktion lässt sich nicht ohne Weiteres in unser dyadisches Konstrukt der Zeugenschaft übertragen. Dies ähnelt eher dem, was Brave Heart et al. (2017) den »heiligen Pfad« nennen: eine Quelle von Harmonie, Ausgeglichenheit, geistigen Führern und Verbundenheit mit der gesamten Schöpfung. In diesem Sinne widmet Taylor (2023) ihr Buch »den unbekannten Großmüttern, den tiefen Wasseradern der Zeit, die mich weitertragen, die immer da sind, wenn die Wasser nicht tragen«. In der westlichen Psychoanalyse haben wir den Zugang zu *diesem* Register des Wissens, Erkennens und Bezeugens verloren. Wenn ein transgenerationales Trauma in die Erde eingeschrieben ist, lässt es sich nicht in die Psychoanalyse übertragen. Wenn die Erde für die Heilung eines Traumas wesentlich ist, können wir dies nicht begreifen. Wir sind in den Klimawandel involviert. Wir bevorzugen zivilisierte Büros, individualisierte Psychen, analytische Couches und dyadische Intersubjektivität. Diese intimen *interpersonalen* Beziehungen sind tief und reparativ. Aber wie Gentile (2017) hervorhebt, können sie auch »als Transferpunkte der Macht fungieren, nicht als Mikrokosmos der Macht, sondern als ihr Innerstes« (S. 177).

Wir müssen diese Kritik an den weißen, westlichen Voreingenommenheiten fortsetzen. Wie Grand (2018b) feststellt, schränken diese Vorurteile unsere Traumatheorie und -praxis ein. Gleichzeitig sollten wir die nicht-westlichen, gemeinschaftlicheren Kulturen nicht zu sehr idealisieren. Trotzdem erinnert uns diese Art der Dezentrierung daran, dass jene Zeugenschaft erfordert, »das Risiko einzugehen, dass wir in unseren eigenen Grundlagen und Vorstellungen von der Welt und dem Anderen erschüttert werden« (Krondorfer, 2016, S. 93; Übers. E. K.). Dies unterscheidet sich von einer mitfühlenden Haltung, »die möglicherweise undifferenziert ist und einige objektive Unterschiede ausräumen kann« (S. 93).

Fallstudien: Die Ethik des Bezeugens

Clara: Versklavung und die Wiederherstellung von Subjektivität

Um das Leiden unserer Patientin zu bezeugen und ihr Vermächtnis zu entschlüsseln, müssen wir uns in einem sozial-ethisch-psychosomatischen Kontext des Zuhörens verorten. Janice Gump (2010) veranschaulicht diese Form der Anteilnahme. Im Fall von Clara trifft eine schwarze Patientin auf eine schwarze Analytikerin. Beide tragen das Vermächtnis der Versklavung in sich: Vorherrschaft und Unterwerfung, die fast vollständige Auslöschung schwarzer Subjektivität während der afroamerikanischen Sklaverei. Ein Wissen spricht von der ersten Sitzung an aus Claras Körper:

> »eine schlanke, attraktive Frau von 27 Jahren, deren akute Schmerzen und Ängste offenkundig waren. Die Anspannung ihres Körpers und die Schärfe ihrer Stimme zeugten von kolossalen Anstrengungen, diese Affekte zu unterdrücken. Ihr wurde beigebracht, es gebe ›nichts, worüber sie weinen müsste‹.« (S. 49; Übers. E. K.)

Nichts, worüber sie weinen müsste. Obwohl sie in sehr unterschiedlichen Familienkonstellationen aufwuchsen, kennt auch Gump (2017) diese Anweisung; sie selbst erhielt sie; sie kennt diese elterliche Stimme, die Verzweiflung signalisiert: *Du bist ein Sklave, es kümmert niemanden, wenn du schreist.* Aber Gump ist zutiefst empathisch, sie *möchte bei Clara sein*, damit sie wissen kann, dass dieses »Nichts« ein riesiges »Etwas« ist. Dieses Etwas sind ihre eigenen

Tränen und die ihrer Vorfahren. Aber Clara kann nicht *mit* einer anderen schwarzen Frau *zusammen* sein, weder in Freude noch in Leid. Claras Vater behandelte Clara und ihre Mutter mit Verachtung. Die jahrhundertelange Unterdrückung wurde durch eine Spiegelung der Auslöschung repräsentiert:

> »Sie schien mich nur als Objekt wahrzunehmen, auf das sie widerstrebend ihre Gefühle übertragen sollte, und nicht als jemanden, mit dem sie eine Beziehung eingehen könnte. Erst nach der Beendigung der Therapie, als wir uns kurz trafen und unsere Arbeit über eine große Distanz weiterführten, hatte ich das Gefühl von gegenseitiger Anteilnahme und von einem gewissen lebendigen Raum zwischen uns.« (2010, S. 49; Übers. E. K.)

Gump findet heraus, dass Clara in ihrer Kindheit das Gefühl hatte, von einem herrschsüchtigen, wütenden und bedürftigen Vater gefangen gehalten zu werden. Er verlangte ständige, höchste Ehrfurcht und Aufmerksamkeit. In dieser Dynamik ist Clara ein untergeordnetes Objekt in einer Reihe von untergeordneten weiblichen Objekten: »[…] die Subjektivität der Ehefrau wurde erniedrigt […]. Die Patientin beschreibt Bemühungen, jeglichen Gedanken an ein Selbst zu unterdrücken« (S. 50; Übers. E. K.).

Nach zweijähriger Therapie ergreift Clara ihre Stimme und rebelliert gegen ihren Vater. Dann stellt Gump historische Bezüge zur Sklaverei und zu den Lebensumständen angesichts von Gewalt und Massenvergewaltigungen her, die jegliche Form der Subjektivität auslöschten.

> »[…] die Mutter des Vaters, der er in seinem Verhalten ähnelte, war in ihrer Gemeinde wegen ihrer Gemeinheit und Lügen weithin unbeliebt. Außerdem war ihr Vater – der Großvater des Vaters – ebenfalls grausam. Er verwaltete die ehemaligen Sklavenunterkünfte auf der Plantage, wo sie immer noch lebten. Es ist meiner Auffassung nach nicht zu spekulativ, wenn ich mir vorstelle, dass jemand in seiner Familie die Art (und Qualität) von Autorität innehatte, die nicht nur den Aufsehern, sondern auch einigen Sklaven übertragen wurde.« (S. 50; Übers. E. K.)

Gump zeichnet die Herrschaft der Sklaverei über drei Generationen hinweg nach. Dadurch, dass die Frauen als schwarze weibliche Subjekte gemeinsam ausgelöscht wurden und indem Clara ihre Stimme wiederfand, wurden die Frauen als unterdrückte Objekte wahrgenommen und wurden zu befreiten Subjekten. Claras Erzählungen wurden bezeugt und durch diese Bezeugung gingen ihre Vorfahren in die Geschichte ein. Dies ist eine tiefgreifende klinische Arbeit. In allen Bereichen der Psychoanalyse müssen wir kollektiv diese Geschichte erkennen und bezeugen.

Dietrich L.: Unmenschlichkeit und die Wiederherstellung der Schuld

Für den Analytiker ist das Bezeugen nicht immer eine Erfahrung von empathischer Rezeptivität. Wenn ein Patient in die Behandlung kommt und ein Vermächtnis von Grausamkeiten mit sich bringt, ist der Analytiker möglicherweise mit gewalttätigen Motiven, Größenwahn und einem völligen Ausbleiben von Schuldgefühlen konfrontiert. Entfremdung und Entsetzen in der Gegenübertragung können zum Schauplatz des Bezeugens werden. Eckstaedt (1982), eine deutsche Analytikerin, verdeutlicht dies anhand der Behandlung von Dietrich L. Analytikerin und Patient begegneten sich Jahre nach dem Ende des Zweiten Weltkriegs. Sie waren jedoch beide von diesem Krieg gezeichnet und über eine große ethische Kluft hinweg verbunden. Eckstaedt war vier Jahre alt, als der Krieg ausbrach; ihre Eltern gehörten der nationalsozialistischen Partei weder an, noch sympathisierten sie mit ihr. Dietrich ist der Sohn bekennender Nazis. Während des Krieges rühmt Dietrichs Familie den Vater als heldenhaften Soldaten der Nazis, als idealisierten arischen »Gott«, der an der Front kämpft. Als Richter in Kriegsgerichtsverfahren hatte der Vater auch die Macht über Leben und Tod: Er verurteilte Männer zur Hinrichtung. Dann war er Kriegsgefangener, ein gescheiterter Held in einem verlorenen Krieg, ein verachtenswertes Objekt für Dietrichs Nazi-Mutter. Für diese Mutter hört der Krieg nie auf: Dietrich wird zu einem weiteren harten, erbarmungslosen arischen Soldaten ausgebildet. Seine Familie ist wohlhabend und privilegiert. Sie fühlen sich überlegen, sind sich selbst genug und ohne menschliche *Bedürfnisse*. Dies ist eine wahnhafte Welt, in der es kein menschliches Anderes gibt und die Grenzen der Realität nicht existieren. Seine Grausamkeiten in der Kindheit, seine wiederholten Misserfolge in der Schule: Alles wurde geleugnet, entschuldigt und abgegolten.

In der ersten Sitzung hielt Dietrich seine Hände hoch und sagte zur Analytikerin: »Das sind meine Hände, es sind die Hände meines Vaters. Mein Vater hat Blut an seinen Händen.« Er fährt fort und zählt die Morde seines Vaters einzeln auf. Die Analytikerin ist schockiert, verwirrt und nicht in der Lage, auf diese Äußerung zu reagieren, sie hofft/wünscht sich aber, dass der Patient die Schuld, »Blut an seinen Händen« zu haben, bekundet. Die Analytikerin vergisst diese Szene nie; der Patient wird keine Erinnerung daran haben. Später erkennt die Analytikerin in dieser anfänglichen Äußerung eine Drohung,

> »Meine Reaktion auf seine einleitenden Worte – die Tatsache, dass ich die Konfrontation mit dem Patienten vermieden hatte, indem ich die emotionale Erfahrung nicht in Worte fasste – sollte die gesamte Übertragungskonstellation in seiner Analyse bestimmen. Ohne es zu wollen, hatte ich mich passiv in eine Situation verwickelt, in der ich aktiv Zeuge seiner potenziellen Gewalt wurde. Der Patient erlebte dies als einen anfänglichen Sieg […].« (S. 200; Übers. E. K.)

Es wird deutlich, dass der Konflikt mit Dietrich oder jeder Konflikt mit seinem Vater, »nur auf eine Weise enden konnte: Er würde jemanden das Leben kosten« (S. 201; Übers. E. K.).

So beginnt das lange Narrativ einer Behandlung, in der die Analytikerin die Undurchdringlichkeit, Konkretheit und simulierte Menschlichkeit ihres Patienten erträgt. Der Patient eignete sich die Identität der Analytikerin an und eröffnet schließlich trotz mangelnder Ausbildung und fehlenden menschlichen Mitgefühls eine eigene psychotherapeutische Praxis. Es handelt sich hier um die Nachahmung der Analytikerin, eine grandiose Identifikation, eine Verleugnung der Abhängigkeit von der Analytikerin. Aber mehr als alles andere ist dies eine *Ungerechtigkeit,* eine Ausbeutung von vulnerablen Patienten. Das ethische Entsetzen, das Eckstaedt während der gesamten Behandlung empfindet, steigert sich, bis sie ein Ultimatum stellt. Dietrich muss sich zwischen seiner Analyse und der Fortführung seiner Praxis entscheiden. Dies ist ein machtvolles *Nein,* das gegenüber Dietrich *im Namen des leidenden Anderen* geäußert wurde. Dietrich wählt die Behandlung; seine psychische Schale bricht zusammen und löst sich auf. In einer psychotischen Episode durchlebt er die Schrecken – nicht die Heldentaten – des Krieges seines Vaters. Als er sich davon erholt, erwacht seine Fähigkeit zur Reflexion. Die Grausamkeit wird nicht mehr idealisiert und die Affekte werden nicht mehr unterdrückt. Dietrich erkennt seine Abhängigkeit und der Andere begann zu existieren. Dietrich erlebt keine Transformation. Aber das ethische Entsetzen, das er in der analytischen Zeugin auslöste, rief eine Schuldfähigkeit hervor.

Zusammenfassung

Der Begriff des Bezeugens wurde jetzt in den Sprachgebrauch der Mainstream-Psychoanalyse aufgenommen. Wir anerkennen – wie Buber (1923) es ausdrücken würde –, dass das Bezeugen »eine große Beziehung [ist], die eine Brücke von Selbst-Sein zu Selbst-Sein über den Abgrund des Schreckens des Universums schlägt« (S. 175; Übers. E.K.). Bubers Beschreibung spiegelt das Ethos der relationalen Wende in der Psychoanalyse wider. Die Integration von sozialer Gerechtigkeit, von Objektbeziehungen und interpersoneller Theorie leitete auch in der Psychoanalyse eine sozialethische Wende ein (siehe Layton & Goodman, 2014). Von dieser Erkenntnis ist das klinische Bezeugen von Hermans (1992) Ethik der Gerechtigkeit durchdrungen: »Moralische Neutralität im Konflikt zwischen Opfer und Täter ist keine Option. Wie alle anderen Beobachter sind Therapeuten manchmal gezwungen, Partei zu ergreifen« (S. 247; Übers. E.K.).

Kapitel 4

Wenn Wunden sich berühren: Bezeugen und Inszenieren als verkörperte Heilungsprozesse

Jill Salberg

> »Jeder Überlebende hat das dringende Bedürfnis, seine Geschichte zu *erzählen* und auf diese Weise seine Geschichte *kennenzulernen*, ohne von den Gespenstern der Vergangenheit, vor denen man sich schützen muss, daran gehindert zu werden. Man muss seine eigene verschüttete Wahrheit kennen, um das eigene Leben leben zu können.« (Laub, 1995, S. 63; Übers. E. K.)

Ich beginne mit Fragen, mit Anfragen in meinem eigenen Kopf. Wie wurde das Bezeugen zu einem Bestandteil der Psychoanalyse? Wie geriet dieses Konzept aus einer anderen Disziplin in die Psychoanalyse, und ist es psychoanalytisch? Die Psychoanalyse hat eine Geschichte der Einbindung von Konzepten aus anderen Disziplinen, sie nutzt sie als eine Linse, um Theorien neu zu betrachten oder sogar vorherrschende Ideen zu zerschlagen. Beispiele hierfür sind die Dekonstruktion aus der postmodernen Bewegung in der Philosophie von Derrida (1967) und das Einbringen der feministischen Kritik in die Psychoanalyse (de Beauvoir, 1949; Irigaray, 1977; Mitchell, 1973, und andere).

In diesem Kapitel werde ich untersuchen, wie die Psychoanalyse ein ursprünglich rechtliches Sprachregister eingeführt und dieses auf die Psychoanalyse angewandt hat. Deshalb lohnt sich die Frage, ob das Bezeugen als ein psychoanalytischer Prozess betrachtet werden kann, und wenn ja, wie wir tatsächlich seine Bedeutung verstehen. Inwiefern gibt es darüber hinaus eine therapeutische Handlung oder eine Dynamik innerhalb einer Behandlung jenseits des Vorgangs des Bezeugens? Können wir im Bezeugen den inhärenten Teil eines heilenden psychoanalytischen Prozesses – speziell für ein großes Trauma – erkennen oder kann Bezeugen als Teil der therapeutischen Arbeit im Allgemeinen betrachtet werden, der nicht speziell die Arbeit mit Traumata betrifft?

Darüber hinaus werde ich untersuchen, wie das Bezeugen als psychoanalytisches Konzept und Werkzeug genutzt wird, manchmal während einer Behandlung verloren geht und wiedergefunden wird – ein potenziell starker Veränderungsprozess. Ich beginne mit der Frage: Wie hat sich die Psychoanalyse das Bezeugen als konzeptionelles Bezugssystem einverleibt? Im vorangegangenen Kapitel stellten wir fest, dass das Bezeugen vor seiner Verwendung in den Zeugenschaftsprojekten des Holocaust vor allem als juristischer Begriff verwendet wurde, der impliziert, dass jemand eine Zeugenaussage macht. Das Merriam-Webster-Wörterbuch nennt jemanden einen Zeugen, der eine Tatsache oder ein Ereignis bestätigt, etwas bezeugt oder als Zeuge vor Gericht aussagt oder persönliche Kenntnisse von etwas hat. Ein Zeuge ist eine Person, die gesehen oder gehört hat, wie ein Verbrechen stattfand, oder die wichtige Informationen über die Straftat oder den Angeklagten haben kann. Ein Zeuge spielt vor Gericht eine ganz besondere Rolle, denn sowohl die Verteidigung als auch der Staatsanwalt können Zeugen aufrufen, als Zeuge auszusagen. Der Zeuge hat in seiner Rolle die Macht, Fakten und Ereignisse zu belegen und/oder über sie zu bestimmen. Die Aussage eines Zeugen gilt als gültig, wenn sie nicht durch andere Zeugenaussagen widerlegt wurde. Und im Bereich der Religionen, die auf dem Glauben gründen, gibt es das Bezeugen der eigenen religiösen Überzeugungen und der Offenbarung der Existenz eines göttlichen Wesens.

Obwohl Freud zeitweise die Rekonstruktion historischer Wahrheit und das Streben nach ihr hervorhob, konzentrierte sich die Psychoanalyse nicht auf »Fakten« und »Beweise« als eine Möglichkeit, den Patienten zu erkennen. Tatsächlich trat die historische Wahrheit des

Kindheitstraumas durch eine Fokussierung auf die ödipale Fantasie schnell in den Hintergrund (wie in Kapitel 1 erörtert). Spezzano (1993) und Spence (1982) behaupten, dass im späten 20. Jahrhundert – nach der genozidalen Epoche des Zweiten Weltkriegs – die Psychoanalyse keinen Zugang zur historischen Wahrheit hatte; sie konnte nur eine narrative Wahrheit ko-konstruieren. Wie Grand (2000) feststellte, war diese Auffassung für die Behandlung von Traumata ungeeignet. Es ist bezeichnend, dass die Holocaust-Studien etwa zur gleichen Zeit die juristischen Sprachregister aufgriffen: die Sprache des Bezeugens und der Zeugenschaft. Diese Begriffe eröffneten der Psychoanalyse eindeutig einen erweiterten Weg, um über Traumata und traumatische Erfahrungen nachzudenken. Diese Verschiebung ermöglichte es uns, die Auswirkungen eines Traumas auf die Psyche der Überlebenden und ihrer nachfolgenden Generationen zu formulieren. Neue Wege der Bearbeitung von Traumata entstanden.

Wie wir im vorangegangenen Kapitel erkundeten, ist es in unserem Leben und in unserer therapeutischen Arbeit entscheidend, die Erfahrungen des anderen zu bezeugen und sein Leiden auszuhalten, auch wenn es starke Reaktionen in uns hervorruft. In der analytischen Arbeit ist das Bezeugen ein dialogischer Prozess, an dem immer beide Parteien beteiligt sind. Der Patient sehnt sich danach, gehört, gesehen, erkannt zu werden (Benjamin, 2018) und einen bereitwilligen Teilnehmer zu finden, der seine Geschichte und seine Geister contained. Indem der Analytiker der empfangende Partner ist, können wir nicht immer wissen, was wir containen sollen oder welchen Platz es in uns findet. Ziel ist es, eine haltende, containende Umgebung zu schaffen (Slochower, 2004), die es einem anderen Menschen ermöglicht, sich von seiner Dissoziation zu befreien und Heilung zu erfahren von dem, angesichts dessen er um sein Überleben gekämpft hatte.

Dies ist kein intersubjektiver Raum, der sich leicht herstellen lässt, sondern einer, der ständig bearbeitet wird. Multigenerationale Traumatransmissionen werden nicht immer nur in Sprache kodiert. Sie drücken sich in Körpererfahrungen sowie Fragmenten aus, die als Teile von Träumen wiederkehren, und werden auf andere Menschen projiziert. Bei diesen Behandlungen Zeuge zu werden bedeutet, sich auf bekannte und unbekannte Weise von den Geschehnissen berühren zu lassen. Im Laufe der weiteren Entwicklung verstehen wir nur sehr wenig und vertrauen auf unseren Prozess – etwas, das wir nicht vollständig kontrollieren können. Dies hat großen Einfluss auf die Therapie, und wir wechseln oft mit unseren Patienten ab, wer hilflos und wer hilfreich ist.

Bezeugung und Zeugenschaft

Eine Zeugenaussage wird zum Dreh- und Angelpunkt, an dem ein Opfer beginnen kann, das Trauma zu bezeugen, das es ertragen musste. Die Person, die die Zeugenaussage entgegennimmt, ist der notwendige *Andere* bzw. wie Laub (1992) feststellt, »der Zuhörer, der sozusagen die leere Leinwand ist, auf der das Ereignis zum ersten Mal eingeschrieben wird« (S. 57; Übers. E. K.). Laub beschreibt für meine Ohren ein äußerst relationales/zwischenmenschliches Ereignis. Bereits wenn wir beginnen, von dem Trauma zu hören, helfen wir als aufnahmebereite Zuhörer der sprechenden Person dabei, zu begreifen, was sie erlitten hat. Darüber hinaus: Möglicherweise beginnt der Zuhörer einige der affektiven Erfahrungen des Überlebenden des Traumas stellvertretend mitzuerleben – ein gefährliches Unterfangen für alle Beteiligten, möchte ich hinzufügen. Wir, die »Traumazuhörer«, gehen ein doppeltes Risiko ein: Wir haben Angst, dass unsere Patienten während des Erzählens unweigerlich das Erlebte noch einmal erleben und – als Folge davon, in der Erinnerung – retraumatisiert werden, während wir als Zuhörer – oder wie Gerson (2009) es nannte, als »lebende Zeugen« – ebenfalls Gefahr laufen, beim Zuhören traumatisiert zu werden.

Nach Bion sind wir Container, die die in uns deponierten Inhalte *(the contained)* verarbeiten und die verarbeitete Version an den Anderen zurückgeben. Bion korrigiert Kleins Konzept der projektiven und introjizierten Aspekte der Mutter-Baby-Dyade und fügt eine aktive relationale Dimension hinzu. Zwei Köpfe sind damit beschäftigt, den einen der beiden Köpfe zu verstehen, ein bipersonales Unterfangen. Wenn dieser Prozess in der therapeutischen Dyade stattfindet, täuschen Sie sich nicht: Ein Trauma kann auf beunruhigende Weise ansteckend sein. Wir spüren oft, dass es sich um eine beunruhigende Version dessen handelt, was der Patient erduldet hat. Boulanger (2018) legte jedoch überzeugend dar, dass es sich möglicherweise um ein *notwendiges therapeutisches Werkzeug* handelt:

> »Das sekundäre Trauma muss zu einem dynamischen intersubjektiven Prozess werden. Gelegentlich wird ein sekundäres Trauma als etwas psychisch Ansteckendes, Unerwünschtes und Ungewolltes erlebt. Nur wenn wir als Therapeuten die Ansteckung erkennen, können wir damit beginnen, die traumatischen Erfahrungen unserer Patienten durchzuarbeiten. Indem wir den Patienten helfen, das zu verdauen und zu verarbeiten, was sich zunächst als psychisch unverdaulich erwies, müssen wir als Therapeuten auch unsere eigene Erfahrung, die wir mit der Erfahrung der Patienten gemacht haben, durcharbeiten.« (S. 67; Übers. E. K.)

Ich möchte das, was Laub darlegt, die erste Einschreibung einer traumatischen Erfahrung, als eine Erfahrung betrachten, die als Erzählung und möglicherweise *auch* als Inszenierung ans Tageslicht tritt. Wenn wir mit Menschen arbeiten, die in ihrem Leben Entbehrungen und Traumata erlebt haben, gibt es oft nicht bewältigte, nicht verarbeitete und nicht ausgedrückte Aspekte ihrer Erfahrungen, die ungeplant in die Arbeit einfließen (z. B. Bromberg, 2003; Grand, 2000, 2009; D. B. Stern, 2010).

In unserer klinischen Arbeit geben Verstrickungen oder »Inszenierungen« (siehe Aron, 2003; Bass, 2003; Katz, 1998; und andere) Aufschluss über nicht symbolisiertes Wissen. Angesichts der Tatsache, dass die Psychoanalyse eine Begegnung zwischen dem Unbewussten des Patienten und dem des Analytikers darstellt, ist es wahrscheinlich, dass unsere eigenen inneren Selbstzustände als Reaktion auf diese Form der Bezeugung aktiviert/inszeniert wurden (siehe

Benjamin, 2018; Bromberg, 2003; Davoine & Gaudillère, 2004; Gampel, 2019; Grand, 2000, 2009; Reis, 2009; Ullman, 2006). Diese Begegnung kann zu einer gefährlichen Sackgasse werden, aber – wie Davoine und Gaudillère (2004) vorschlagen – kann die Geschichte sowohl für den Analytiker als auch für den Patienten gerade dadurch erst ersichtlich werden. Aus dieser Perspektive tritt die traumatische Geschichte *ständig* in intersubjektiven Zusammenhängen in Erscheinung. Diese Geschichte bewegt sich kontinuierlich vom Unausgesprochenen zum Symbolischen.

In der Traumaliteratur werden Konzepte wie Zeugenschaft, Bezeugen und Versöhnung als wichtige Verfahren zur posttraumatischen Konfliktlösung, Heilung und Wiederherstellung eingesetzt. Diese Konzepte sind meines Erachtens gut miteinander verzahnt. In ihrer Diskussion über »Kreise der Zeugenschaft« schreibt Grand (2015) über die tiefe Einsamkeit, die Traumaüberlebende erfahren, und über die Suche nach einer wiedergutmachenden Bindung. Diese Spannung von Abwesenheit und Anwesenheit, von seelischem Zusammenbruch und haltender Anerkennung, ist das, was Zeugenschaft für die Arbeit an einem psychoanalytischen wiedergutmachenden Heilungsprozess bedeutet. Grand glaubt außerdem, dass – mit ihren Worten ausgedrückt – die »Kreise des Bezeugens« notwendig sind, um die Fähigkeiten zum Ich und Du wiederherzustellen, damit angesichts des traumatischen Versuchs der Vernichtung und der Zerstörung funktionierender mütterlicher Fürsorge »die Hoffnung auch die Dunkelheit durchdringt. Mütterliche Fürsorge überlebt ihre eigene Vernichtung« (S. 263; Übers. E. K.). Das Bezeugen ist ein entscheidender erster Schritt bei der Reparatur von Brüchen in Bindungserfahrungen, die oft mit einem Trauma einhergehen.

Fallbeispiel: Das sekundäre Trauma im analytischen Raum

Zwischen sekundären Traumata, die sich im Patienten rühren, und multigenerationalen Geschichten, die miteinander korrespondieren oder sogar kollidieren, lässt sich nicht immer so einfach unterscheiden. Jeder von uns bringt sein eigenes, von mehreren Generationen geprägtes Leben mit, das in seinem Inneren schlummert, aber trotzdem präsent ist. In Guralniks (2014) eindringlichem Aufsatz »The Dead Baby« [Das tote Baby] befasst sie sich mit den Geistern und der unsagbaren Gewalt, die die Geschichte ihrer Patientin Nyx (ein Deutsche mit Nazi-Großeltern) und ihre eigene Geschichte (israelische Eltern mit im Holocaust verlorener Familie) prägte. Ihre Patientin wird von Schuldgefühlen geplagt und reinszeniert grausame, grob fahrlässige Muster (mehrere Alkoholexzesse während der Schwangerschaft) unerbittlicher Selbstbestrafung (imaginäre Pläne, sich und ihr Baby gewaltsam zu töten). Die Fragmente der Big History, wie sie in der Familie der Patientin weiterleben, fließen mit Geschichten über tote Babys in die Sitzungen ein: Der Verlust zweier Babys von Nyx' Mutter, die emotionale Vernachlässigung von Nyx und die sadistischen Wutausbrüche ihres Vaters. Diese Schilderungen von Nazi-Härte und Gewalt durchdringen die Behandlung und Guralniks Gedanken, wenn sie sich schwangere Mütter und Kinder vorstellt, die von den Nazis vergast wurden, ebenso wie die israelische Gewalt, die sich in Gaza gegen Mütter und Kinder richtet. Die Menge an (in Bions Sprache) Beta-Elementen, die Guralnik zeitweise zu halten hatte, war übermäßig groß. Die analytische Funktion wurde strapaziert, belastet und wieder neuentdeckt, sodass die Dyade im Hinblick auf Zeugenschaft und die Zuordnung, wessen Trauma zu wem gehörte, weiterarbeiten konnte. Die Big History trat an die Oberfläche und die persönliche Geschichte wurde langsam in all ihrer Gewalt und Hässlichkeit in Erinnerung gerufen.

Guralnik veranschaulicht dies, indem sie immer wieder nach den verletzlichen Stellen in ihrer Patientin sucht, sie zeigt, dass sie ehemals Opfer grässlicher Eltern war, die selbst unter dem Unheil litten, das das Leben ihrer Eltern bestimmte. Diese Eltern gehörten zur zweiten Generation, sie waren die Kinder von Nazi-Eltern, die unsägliche Verbrechen begangen hatten, deren Land den Krieg verloren hatte und die wieder aufbauen mussten; die Eltern hatten sich jahrelang geweigert, sich mit den Gräueltaten auseinanderzusetzen, und hatten ihren moralischen Kompass verloren. Wer ist der Verbrecher und worin besteht das Verbrechen? Tote Babys lassen auf mörderische Mütter schließen. Guralnik bemerkt ihre eigene Dissoziation, ihre Unfähigkeit, sich mit der Mordlust auseinanderzusetzen. Aus der Dissoziation herauszukommen bedeutet, Zeugin von Nyx' Geschichte, der Geschichte ihrer Familie und der Verbrechen einer ganzen Generation zu werden. Der analytische Prozess ist ein Ringen um Zeugenschaft, ein Scheitern und ein ständiges Entdecken von neuem Halt, um sich an den Ort der Verletzung der Patientin in ihrer destruktiven Verlorenheit zu erinnern.

Analytische Theorien des Bezeugens

Bei der Erforschung psychoanalytischer Theorien des Bezeugens muss ich feststellen, dass unsere Theorien im Rahmen unserer westlichen, weitgehend weißen Psychoanalyse formuliert wurden. Ich werde auf einige dieser Theorien eingehen, obwohl es viel mehr Theorien gibt, als wir in diesem Rahmen behandeln können (z.B. Boulanger, 2018; Kogan, 1995). In seinem Beitrag über das Bezeugen als analytischen Prozess unterscheidet Poland (2000) zwischen den analytischen Funktionen des Deutens und Bezeugens und sieht für den Analytiker beide Funktionen als komplementäre Rollen. Er vertritt die Ansicht, dass der Analytiker auch bei großer Empathie und Sympathie immer noch außerhalb des traumatischen Ereignisses steht, das der Patient erlebt hat oder durchmacht. Nichtsdestotrotz ist die Haltung des Zeugen entscheidend; Poland, der Felman und Laub (1992) zitierte, die Freud wiederum paraphrasierten, vertrat die Ansicht: »Es braucht Zwei, um das Unbewusste zu bezeugen« (S. 15; Übers. E.K.). Poland erklärt den Standpunkt, den wir einnehmen, sehr gut. Er drückt es so aus: Unser »Anderssein« ermöglicht es uns, mit großer Anerkennung zu hören, zu sehen sowie zu begreifen und trotzdem nicht zu handeln. Poland schreibt: »Unter *Bezeugen* verstehe ich die Tätigkeit des Analytikers, zu ›verstehen‹, was der Patient sagt, ohne aktiver zu werden, nicht einmal ›Mahlgut für die Mühle‹ zu sammeln« (S. 21; Übers. E.K.). Ullman (2006) pflichtet dem bei, indem sie sich auf Polands Arbeit und die Philosophie von Levinas stützt; sie bestätigt, dass Anderssein für den Analytiker eine wesentliche Rolle spielt: »Das Bezeugen ist somit eine etwas andere Art des Zuhörens, bei der das Anderssein nicht nur anerkannt, sondern tatsächlich erforderlich ist, damit die Geschichte ans Tageslicht treten kann« (S. 190f.; Übers. E.K.).

Boulanger (2008, 2018) hob die verheerenden Auswirkungen dessen hervor, was sie als Trauma, das im Erwachsenenalter zum Vorschein kommt, bezeichnete *(adult-onset trauma)*. In Abgrenzung zu frühen relationalen Traumata reagierte Boulanger auf eine Lücke in unserer Literatur, die ihren Blick auf das Überleben von Naturkatastrophen (und aufgrund des Klimawandels gibt es immer mehr davon), aggressive Gewalttaten wie Lynchmorde, Terrorismus/terroristische Anschläge, Abstürze, Katastrophen wie beispielsweise Kriege, 9/11, ethnische Säuberungen und darüber hinaus richtet. In ihrer Arbeit mit Vietnamveteranen und Asylbewerbern fand Boulanger (2008) heraus: »Erwachsene Überlebende massiver psychischer Traumata stellen fest, dass jeder Aspekt ihres Lebens im Wach- und Traumzustand sowie jeder Selbstzustand von dem Gefühl eines zusammengebrochenen Selbst durchdrungen ist« (S. 643; Übers. E.K.).

Dieser Zusammenbruch des Kernselbst zeigt sich in dem, was Boulanger als *katastrophale Dissoziation* bezeichnet, die zu einer tiefen affektiven und physischen Betäubung der Psyche und des Körpers führt. Dieser Zustand beinhaltet den Verlust der Subjektivität, die Verwandlung in ein Objekt, das seines eigenen Willens beraubt ist, ohne jegliches Gespür für die eigene Handlungsfähigkeit.

Boulanger plädiert für die Beibehaltung, wenn möglich, einer klaren Unterscheidung zwischen Zeugenschaft und Anerkennung, und nicht für eine Vermischung der beiden Begriffe. Das Bezeugen eines schrecklichen Traumas erfordert notwendigerweise eine Containerfunktion, die die Fähigkeit einschließt, mit dem Patienten beim erneuten Erleben seines Traumas eine Verbindung herzustellen. Boulanger schreibt über ihre Patientin Celeste:

> »Als sie ihre Gefangenschaft und Vergewaltigung beschrieb, löste sich die Spannung zwischen in Verbindung sein und Beobachten – die Gratwanderung, die Therapeuten in jeder Sitzung erleben – auf, ich wurde eins mit Celeste. Meine eigenen Grenzen waren vorübergehend außer Kraft gesetzt, als ich den Horror, den Ekel, die Demütigung, den Schmerz und die Trauer, die mich mehrere Wochen lang verfolgen sollten, in mir aufnahm. In den anschließenden Gesprächen mit Celeste machte ich folgende Erfahrung: Im Wissen, dass ich eine eigenständige Person war, hatte ich mich freiwillig auf ihre Erfahrungen eingelassen und ich war bereit, diese Erfahrung zu bezeugen und zu ertragen; dies löste den Prozess der Wiederbelebung ihrer Objektwelt aus und ihr Gefühl, von ihren Vergewaltigern unberührbar gemacht worden zu sein, ließ nach.« (S. 652; Übers. E. K.)

Durch die Verbindung mit ihrer Patientin lindert Boulanger die Abscheu und Einsamkeit, die das Traumaopfer erlitten hat. Darin besteht Boulangers Ethik der Fürsorge, die sie ihrer Patientin aus freien Stücken durch die Verbindung und Anerkennung schenkt und die es der Patientin ermöglicht, zu ihrem eigenen Körper und ihrem Selbst als Subjekt zurückzukehren, die Liebe und Mitgefühl verdienen.

Gerson (2009) hat über das geschrieben, was diese Art der Begleitung ermöglicht, dass ein Zeuge sich engagiert, dass er sich kümmert, während er zuhört, dass er engagiert bleibt, während er sich die Schrecken des Traumas vorstellt und der Person hilft, das zu integrieren, was dem Bewusstsein nicht zugänglich war. Gersons zutiefst nachdenkliche und vorausschauende Arbeit beginnt mit dieser paradoxen Feststellung:

»Das Gebot, Zeugnis abzulegen, und die Verlockung blinder Leugnung sind miteinander konkurrierende und dauerhafte Vermächtnisse des Holocaust. Beide Aspekte fordern unsere Schwächen angesichts einer gleichgültigen Welt heraus und zeigen die Möglichkeiten, aber auch die Grenzen unseres Menschseins auf [...]. Was hat zwischen dem Schrei und dem Schweigen Bestand? Wir hoffen zunächst, dass es einen engagierten Zeugen gibt – einen Anderen, der an der Seite des Ereignisses und des Selbst steht und zuhören möchte, einen Anderen, der das Gehörte containen und sich das Unerträgliche vorstellen kann, und einen Anderen, der in der Lage ist, sowohl unsere äußere als auch unsere psychische Realität zu bestätigen und uns dadurch zu helfen, alle unsere Erfahrungsbereiche zu integrieren. Es handelt sich um eine Anwesenheit, die in der Lücke lebt, die Abwesenheit in sich aufnimmt und unser Verhältnis zum Verlust verändert. Es ist die aktive und abgestimmte affektive Aufnahmebereitschaft des bezeugenden Anderen, die einen ›lebendigen Dritten‹ hervorbringt – eine Anwesenheit, die zwischen der Erfahrung und ihrer Bedeutung, zwischen dem Realen und dem Symbolischen besteht; ein lebendiger Dritter, durch den das Leben entsteht und in den mögliche Versionen einer Zukunft hineingeboren werden.« (S. 1341f.; Übers. E. K.)

Unter Verwendung der Literatur über Intersubjektivität und Drittheit (z. B. Aron, 2006; Benjamin, 2004, 2018; Ogden, 1994) erklärt Gerson diese Fähigkeit des Bezeugens als *lebendiges Drittes*. Das Gegenteil tritt ein, wenn es ein Trauma gibt, das niemand bezeugen kann oder will. Gerson bezeichnet dies als das *tote Dritte:*

»Ich glaube, dass die andauernde Anwesenheit der Abwesenheit in der Psyche am besten als *totes Drittes* aufgefasst werden kann, und wenn wir in unserem Leben hierzu einen Bezug herstellen, leben wir innerhalb der Spur, der Erinnerung, des Nachhalls und des Echos des Verlustes. Die Verluste, die dieses ephemere, aber allgegenwärtige *tote Dritte* verkörpert, existieren als die Unmöglichkeiten, die einem Leben des Begehrens und der Hoffnung gegenüberstehen.« (S. 1349; Übers. E. K.)

Was können wir denn Leblosigkeit entgegensetzen? Gerson spricht von einer »Anwesenheit, die in der Lücke lebt, die Abwesenheit absorbiert und unser Verhältnis zum Verlust transformiert« (S. 1342; Übers. E.K.). Ich vermute, Gerson schlägt eine *therapeutische Einstimmung* auf den Patienten vor, die es uns ermöglicht, nicht aus Angst vor Verlust und einem Trauma zu dissoziieren, sondern einen Ort größerer empathischer Wahrnehmung zu erreichen. Hierbei handelt es sich um einen inneren Raum, in dem wir dem Patienten nahe, aber dennoch weit genug von ihm entfernt sind, damit er Zeugnis ablegen und seine Erfahrung verstehen kann. Dies setzt voraus, dass wir sowohl die Ähnlichkeiten (ich habe mich so gefühlt wie mein Patient) als auch die Unterschiede anerkennen (dies ist die einzigartige Erfahrung meines Patienten) und die Fähigkeit entwickeln, diese Lücke zu überwinden.

Reis (2009) schaut aus einem etwas anderen Blickwinkel auf das Bezeugen. Im Anschluss an Loewald behauptet er, dass Freuds Trennung zwischen Erinnern und Wiederholen – als ob es sich um unterschiedliche Ausprägungen des Gedächtnisses handle – nicht mit unserem heutigen Wissen darüber, wie Erinnerungen kodiert werden, übereinstimmt:

> »Ich möchte außerdem behaupten: Bei der Aufnahme eines traumatischen Ereignisses in den Körper spielen enaktive Gedächtnisphänomene eine wesentliche Rolle; sie werden in einer Form des Gedächtnisses contained, die nur als Ereignis erfahren und nicht erzählt werden kann [...]. [Diese] Erfahrungen, die in episodischen Gedächtnissystemen gespeichert sind, lassen sich nicht in Sprache übersetzen, übermitteln aber die Reaktionsweisen der Patienten *als Erinnerung*« (S. 1362; Übers. E.K.)

Wir müssen – so Reis – mit diesen Ereignissen leben und sie zusammen mit unseren Patienten bezeugen, ohne sie in Sprache umwandeln oder ihnen Bedeutung geben zu wollen. Sie bekommen als gelebte und inszenierte Ereignisse mit uns in einem Raum eine Bedeutung. Folglich sind Inszenierung und Zeugenschaft nicht länger dichotom. Vielmehr werden sie zu einer kommunikativen und gemeinsamen Beziehungserfahrung, die innerhalb der Übertragungs-Gegenübertragungs-Matrix authentisch erlebt wird. Diese Sichtweise von Reis stimmt mit derjenigen von Benjamin (1988) überein:

> »Der Punkt, an dem der Patient seine wahren Schwierigkeiten, die behoben werden müssen, präsentiert, wird wirklich häufig als Angriff auf unsere Subjektivität (als Analytiker und als Person) erlebt. Diese Zerstörung lässt sich nicht vermeiden, wenn wir in Bereichen der ›Grundstörung‹ arbeiten, wo die traumatische Wiederholung emotional so stark ist, dass dem Patienten ein Verstehen nutzlos erscheint.« (S. 203; Übers. E. K.)

Bevor wir fortfahren, wollen wir einen weiteren Aspekt der Sichtweise von Reis beachten. Die meisten der von uns zitierten Autoren sprechen von einem traumatischen Verlust der (realen/inneren) mütterlichen Funktion und vergleichen das Bezeugen mit dem anerkennenden mütterlichen Blick und der Haltefunktion der Mutter. Reis (2015) dagegen lenkt unsere Aufmerksamkeit auf die väterliche Funktion, die typischerweise mit symbolischer Sprache und Kultur assoziiert wird: »Es ist unsere Aufgabe, über die Zeugnisse von Überlebenden des Holocaust [und anderer Traumata; Anm. J. S.] auch als Ausdruck des Zusammenbruchs einer väterlichen Ordnung von Sprache, Kultur und *der Fähigkeit Bedeutung zu schaffen* nachzudenken« (S. 342).

Während der Schwerpunkt von Reis weitgehend auf dem körperlichen, inszenierten und intersubjektiven Geschehen liegt, verbindet Donnel B. Stern (2012, 2022) das Intersubjektive mit dem Intrapsychischen. Stern stimmt zu, dass in der Behandlung eine relationale/zwischenmenschliche Erfahrung des Bezeugens zwischen zwei Personen stattfindet. Aber darüber hinaus vertritt er die Ansicht, dass sich auch ein »innerer Zeuge« entwickeln kann.

> »[Dieser] Zeuge kann in unserem Inneren und in diesem Sinne in unserer Vorstellung existieren. Jemand anderes, auch wenn dieser jemand ein anderer Teil von uns selbst ist, muss wissen, was wir durchgemacht haben, und dies *mit* uns spüren können. Wir müssen von einem Anderen erkannt werden (Benjamin, 1988, 1995, 1998), selbst wenn dieser Andere jetzt ein Teil von uns ist.« (S. 58f.; Übers. E. K.)

Die Betonung liegt hierbei auf der Wiederherstellung des inneren »elterlichen Schutzschildes«, ähnlich wie bei Laubs Konzept der internalisierten mütterlichen Imago, die durch ein Trauma zerstört wird (siehe Kapitel 1). Dieses innere Objekt wurde – so Stern – *nie* zerstört. Somit bietet das Bezeugen eine weitere Möglichkeit, innere Objekte auszubilden und die innere Welt des Patienten zu erweitern.

Amir (2012) führt uns weiter in den intrapsychischen Bereich. Sie stützt sich auf Winnicotts Beiträge über das Halten, die Entwicklung von absoluter Abhängigkeit zu Unabhängigkeit und die Auswirkungen eines heftigen Einflusses (*impingement*; Winnicotts Vorstellung von Trauma):

> »Die psychische Funktion des inneren Zeugen umfasst einen Mechanismus, der sich als Reaktion auf eine angemessene Erfahrung kindlicher Hilflosigkeit entwickelt; er resultiert aus mütterlicher Einflussnahme und der ausreichenden Erfahrung eines Dritten (ob konkret oder imaginär), der als innerer Beobachter zur Verfügung steht und internalisiert wird. Die Funktion des inneren Zeugen ist entscheidend für die Fähigkeit des Subjekts, zwischen der ersten und der dritten Person einer Erfahrung oder dem ›erlebenden Ich‹ und dem ›reflektierenden Ich‹ zu wechseln; das Fehlen des inneren Zeugen führt zu einem Gefühl der Hohlheit, Leere und Vergeblichkeit.« (S. 879; Übers. E. K.)

Amir konzeptualisiert einen zutiefst intrapsychischen psychoanalytischen Ansatz des Bezeugens; sie sieht es als Entwicklungsprozess und erkennt seine psychische Funktion. Die Entwicklung eines inneren Zeugen, so Amir, ist eine psychische Errungenschaft, die sich sowohl aus einer hinreichenden mütterlichen Affektabstimmung als auch aus einer hinreichenden mütterlichen Einflussnahme ergibt. Amir schlägt ein radikales Verständnis von Winnicott vor: Dass ein Kind zeitweise das Opfer von Hass oder Gewalt der Mutter ist, führt zu der Erfahrung von Hilflosigkeit. »Auf diese Weise entwickelt sich ein innerer Zeuge als Reaktion auf eine realistische Erfahrung von Hilflosigkeit und angesichts einer hinreichenden Erfahrung, von einem Dritten ›gesehen‹ zu werden« (S. 884; Übers. E. K.). Amir hat Formen innerer Zeugenschaft zusammengefasst, wobei sie die Fähigkeit berücksichtigt, sowohl auf die Perspektive der ersten als auch die (reflexive) Perspektive der dritten Person zuzugreifen und sie zu nutzen. Dies wird als normative Entwicklung betrachtet – mit einer mehr oder weniger ausgeprägter Entwicklung bei jeder einzelnen Person.

Es ist wichtig hervorzuheben, dass Amir dies nicht als eine Reaktion auf ein Trauma sieht. Sie versteht jedoch, dass in traumatischen Situationen die zuvor entwickelten Fähigkeiten die Aufgabe übernehmen, extreme Erfahrungen zu bewältigen. Für Amir sind nur diejenigen, die *bereits* einen inneren Zeugen entwickelt haben, in der Lage, unerträgliche Todeserfahrungen in lebendige, mentalisierbare Inhalte und Affekte zu verwandeln. Eine solche Transformation macht aus einer Erinnerung eine Erzählung. Diese Sichtweise deckt sich mit der Arbeit von Ornstein (2003), der behauptet, die Pathologisierung der Überlebenden von Traumata (insbesondere des Holocausts) sei völlig falsch. Vor jedem Trauma gibt es ein früheres Leben und Amirs Arbeit zeigt auf, was ein Mensch in seiner Entwicklung erreicht haben kann, auch wenn er unter den Bedingungen extremer Erfahrungen vulnerabel ist, was dann möglicherweise zu einem inneren Zustand der Selbstvernichtung führt.

Das Bezeugen als ein zutiefst relationales Ereignis

Ich komme auf meine Eingangsfrage zurück: Kann das Bezeugen, ein Begriff, der jetzt in den Sprachgebrauch der Psychoanalyse aufgenommen wurde, als psychoanalytischer Fachausdruck und Prozess betrachtet werden? Die *relationale Wende* in der Psychoanalyse leitete eine Bewegung ein, die Authentizität und emotionale Wahrheit als ebenso wichtig erachtete wie richtige Deutung oder historische Rekonstruktion (siehe Aron, 2006; Benjamin, 2004, 2009; Bucci, 2007; und andere). Die Affektabstimmung des Analytikers, seine Bereitschaft, sich emotional auf den Patienten einzulassen und seine eigene Verletzlichkeit zu nutzen, um den Patienten zu erreichen, ermöglichten eine umfassendere Nutzung der Gegenübertragung. Außerdem haben wir allmählich verstanden, wie unsere Gegenwart von den Schrecken vergangener Generationen überlagert wird; die Schrecken der Gegenwart werden an die nachfolgenden Generationen weitergegeben werden (siehe Grand & Salberg, 2015; Salberg & Grand, 2017). Die wachsende Literatur über intergenerationale Traumaweitergabe zeigt uns: Die Wunden der anderen müssen untersucht werden, damit unsere eigenen Wunden eine Bedeutung bekommen, und das, was den Vorfahren widerfahren ist, wird weitergegeben und lebt in uns weiter.

Ich bin davon überzeugt: Wenn »Wunden sich berühren« – das heißt, wenn die Wunde eines Patienten unsere eigene Wunde berührt –, kann eine tiefgreifende Form des Bezeugens entstehen. Unsere Wunde ist nicht mit der des Patienten identisch, aber sie steht in einer affektiven Beziehung zu den Gefühlen, Erinnerungen oder Verleugnungen, mit denen der Patient kämpft. Wird die Wunde einmal in Erinnerung gerufen, werden wir in das Wiedererleben einer schmerzhaften Erfahrung einbezogen, die bis zu diesem Moment der Behandlung nicht vollständig bekannt war. Die Erfahrung könnte als Geschichte erzählt werden oder – mit Meares' (1998) Worten – als Skript dienen, als konkrete Nacherzählung ohne Handlung, Reflexivität oder gar Affekt. Es redet dann kein handlungsfähiges, vollständig verkörpertes Selbst und kann deshalb ein Fragment bleiben, losgelöst von anderen Fragmenten oder Erinnerungen, die eine Person weiterhin von innen heraus verfolgen. Oft taucht ein Trauma in Mitteilungen auf, die gleichzeitig drängend und zweideutig sind:

> »Etwas alarmierend und doch unwirklich, folgenreich und sich doch vor unserer Psyche verflüchtigend [...] kommt der Schmerz unerbittlich in unsere Mitte als etwas, das nicht geleugnet und nicht bestätigt werden kann [...]. [G]roße Schmerzen zu haben heißt, Gewissheit zu haben; zu hören, dass eine andere Person Schmerzen hat, bedeutet, Zweifel zu erleben.« (Scarry, 1985, S. 4–7; Übers. E. K.)

Eine psychoanalytische Behandlung ist in vielerlei Hinsicht ein Heilungsprozess, obwohl es keinerlei Anspruch auf eine »Heilung« oder einen Beweis hierfür gibt. Wir bieten für die Überlebenden von Traumata und ihre Nachkommen einen hinreichend sicheren Ort, an dem sie schrittweise die Art und Weise entschlüsseln, in der sie die Wahrheit ihres Lebens, die trotzdem unerkannt bleibt, in sich tragen. Als diejenigen, die diese Wahrheiten entgegennehmen, müssen wir empathisch sein und die Bereitschaft haben, uns hinzugeben sowie dunkle und schmerzhafte Orte zu betreten; so können wir unsere eigenen Wunden als unser unbewusstes *Sonar*system nutzen, als wenn wir etwas unter Wasser orten. Mucci (2022) schreibt:

> »Um die gefährliche Reise des Bezeugens zu bestehen, braucht der Überlebende den Körper, die Seele und die Fürsorge eines anderen, der dafür ausgebildet ist, dies mit entsprechender Aufmerksamkeit und Affektabstimmung zu tun [...]. Diese Art der empathischen Hingabe lässt sich nicht vermitteln, aber sie kann die Frucht verschiedener Lebenserfahrungen sein.« (S. 155; Übers. E. K.)

Mucci bezeichnet diese Arbeit als »verkörperte Zeugenschaft«, was meines Erachtens die hohe Quantität und erfahrungsnahe Qualität dieses Heilungsprozesses zum Ausdruck bringt.

Es handelt sich bei Muccis Überlegungen um eine umfassendere Ausarbeitung von Ferenczis (1932/1995, 1933/1949) Arbeit, die beschreibt, wie der Analytiker empathisch arbeitet, Emotionen mit Handlungen verknüpft und der Geschichte des Patienten Glauben schenkt – was vielleicht zum ersten Mal geschieht. Darüber hinaus betont Mucci, übereinstimmend mit Aron (1996), Schore (2001, 2003a, 2003b) und anderen: Diese Arbeitsweise erfordert die Verbindung zwischen rechter und rechter Gehirnhälfte und die dementsprechende Aktivität des Gehirns, eine Art Zugriff auf das implizite Gedächtnis und den Aufbau eines neuen relationalen Haltens, damit – in ihren Worten – »verkörperte Zeugenschaft« stattfinden kann.

Psychoanalytisches Bezeugen bedeutet harte Arbeit, da es auf unser ganzes Selbst, auf unseren Körper und unsere Seele gegründet ist. Ich glaube, dass die tiefgründigen – manchmal auch wortlosen – Erfahrungen eines Patienten unsere eigenen Wunden berühren, die ähnlich genug sind, um wachgerufen zu werden; innerhalb der Dyade findet eine beeindruckende Erfahrung statt. Dieser Vorgang wird zu einem Moment der Verbindung, der auf einer prozeduralen Ebene wahrgenommen wird. In der Literatur über Bindung wird davon ausgegangen, dass Sicherheit und Angst die frühesten Aspekte einer Bindungsbeziehung sind. Die Ängste unserer Patienten, sich an große Schmerzen zu erinnern, treten ans Tageslicht, wenn wir aufgefordert sind, uns an unsere eigenen Schmerzen zu erinnern und unseren Patienten mit einer Rettungsleine die Hand zu reichen. In der Arbeit von Guralnik (2014) können wir dies gegen Ende sehen, wenn sie in einem bewegenden Moment mit ihrer Patientin Nyx sagt: »Sie weinte wieder: ›*Ich kann nicht mehr denken.*‹ ›*Versuchen wir zusammen zu denken.*‹ Nyx war traurig. ›Sagen Sie etwas‹, flehte sie mich an. Es war ganz einfach: ›[…] Ich hatte dieses Bild von mir, wie ich Ihre Hand hielt‹« (S. 143; Übers. E. K.).

Anhand von zwei klinischen Fällen, einer aus meiner Praxis und der andere aus der Praxis von Grand, möchte ich aufzeigen, wie dieses verkörperte psychoanalytische Bezeugen aussehen kann. Der erste Fall stammt aus der Anfangsphase einer Behandlung mit meiner Patientin; er zeigt, wie eine umfassende relationale und verkörperte Zeugenschaft früh in der Arbeit auftritt. Dieses frühe Auftreten ermöglicht eine Vertiefung der psychoanalytischen Arbeit. Der zweite Fall zeigt, wie eine zutiefst experimentelle Form des Bezeugens traumatische Affekte freisetzt, die abgetrennt und dissoziiert waren und bis zu diesem Zeitpunkt die Patientin und ihr Leben kontrollierten.

Erster klinischer Fall – Kim: Verkörperte Scham und Trauer, die Wiederherstellung der Erinnerung

Kim ist eine asiatisch-amerikanische Cisgender-Frau Mitte 50, die seit langer Zeit ungebunden ist.

Sie kam in die Behandlung aufgrund von Stress und Angstzuständen im Zusammenhang mit ihrem hochrangigen Job in einem Unternehmen. Romantik kommt in ihrem Leben nicht vor und ich fragte mich während unserer Sitzungen oft: »Wohin flüchten Kims Gefühle bezüglich ihres Privatlebens, wenn sie von dem Kummer über ihre Arbeit verzehrt wird?« Jede Kränkung oder Ungerechtigkeit, die sie in ihrer Arbeit erlebt, vergrößert ihre Wut. Ihre stärksten Bindungen sind immer noch die zu ihren Eltern, und als ältestes asiatisch-amerikanisches Kind ist sie pflichtbewusst. Ihre Reiselust, ihr Fernweh ist ungebrochen, aber sie reist meist mit ihren Eltern, manchmal nur mit ihrer Mutter. Wen hat sie, wenn ihre Eltern nicht mehr da sind?

Ich erinnere mich an frühere Gefühle, die Kim gegenüber ihren Eltern hatte, die sich durch die Hintertür – durch meinen Körper – in die Arbeit einschlichen. Sie hatte Schwierigkeiten, über etwas zu sprechen, das mit ihrem Vater zu tun hatte. Je mehr sie sich abmühte, desto stärker spürte ich, wie dieses ungewollte Schamgefühl in meinen Körper eindrang; ich merkte, dass ich meinen Blick mehr nach unten richtete und ein leichtes Unbehagen empfand, das ich aus Situationen kannte, in denen ich mich für etwas schämte, sodass ich fast das Gefühl hatte, mich in meinem Stuhl zu winden. Eine Erinnerung erreichte mein Bewusstsein, die mir schon sehr lange nicht mehr in den Sinn gekommen war. Das Gefühl der Scham (kein Flüchtling mehr zu sein) saß nun noch stärker in meiner Brust. Ich gab ihm eine Stimme:

> »Ich bin mir nicht sicher, warum, aber während ich Ihnen zuhörte, erinnerte ich mich an ein Ereignis aus meiner Kindheit. Als ich etwa sechs oder sieben Jahre alt war, wollten meine Eltern mit mir und meiner älteren Schwester zu den Niagarafällen. Die Fahrt dauerte zwei Tage und in der ersten Nacht hatten wir Probleme, ein Motel zum Übernachten zu finden. Damals wusste ich es noch nicht, aber später erfuhr ich, dass meinem Vater jedes Mal, wenn er in ein Motel ging, um nach Zimmern zum Übernachten zu fragen, und dabei unseren Nachnamen nannte, einen jüdisch klingenden Namen, gesagt wurde, es gäbe keine freien Zimmer. Wir fanden bis 23 Uhr kein Zimmer. Ich spüre die Scham, die mein Vater ertragen musste.«

Mir traten Tränen in die Augen und in die Stimme, als ich meiner Patientin diese Geschichte erzählte. Ich war mir bewusst, dass ich mich ziemlich verwundbar fühlte, als ich diese persönlichen Informationen mit ihr teilte.

Kim sagte unmittelbar darauf, dass sie und ihre Familie in den Jahren, in denen sie in ihrer Jugend im Ausland lebten, jedes Jahr in die USA zurückkehren mussten, um ihre Visa zu erneuern. Bei der Landung auf dem Flughafen JFK und bei der Passkontrolle mussten sie immer warten, und als ihr Vater versuchte, sich dem Mann zu nähern, der ihre Pässe kontrollierte, beleidigte der Passbeamte ihren Vater mit einer rassistischen Bemerkung: »C---, stellen Sie sich da drüben hin.« Kim weint und sagt: »Mein Vater, der so erfolgreich ist, den ich so sehr respektiere, wurde so beschimpft […]«, und ihre Stimme versinkt in Tränen. Wir weinen um unsere Väter, die beschämt wurden, die Gefühle von Flüchtlingen und entlaufenen Sträflingen verbinden uns jetzt auf eine Art und Weise, die wir zuvor von einander nicht kannten.

Zweiter klinischer Fall – Rosa: Entkörperlichung und die Wiedererweckung der Toten

In der Arbeit von Grand (2000, 2009) mit Rosa wird eine entkörperlichte Gegenübertragung zu einer Verbindungsstelle mit den Toten und Vermissten. In ihrer Kindheit wurde Rosa von einem Großonkel sexuelle Gewalt angetan.

> »Sie fühlte sich immer als Frau. Als Frau hasst sie ihren Körper. Ist sie ohne Selbsthass, ist ihr Körper verschwunden. In diesen entkörperlichten Zuständen war sie ohne Empfindungen; sie hatte das Gefühl, sie hätte keine Genitalien und Geschlechtsmerkmale. Sie musste sich selbst heilen, und um dies tun zu können, musste sie über *Wissen* verfügen. In Rosas Familie gab es katholische Einwanderer aus Italien und jüdische Einwanderer aus Russland. Die Familiengeschichten waren voller Geheimnisse, Lücken und Widersprüche. Rosas Mutter war sowohl aufdringlich als auch distanziert; Rosa war sich nicht sicher, ob diese ›Mutter‹ tatsächlich ihre Mutter war. In Turin gab es Verwandte, die als vermisst galten und niemals wiedergefunden wurden. […] Es gab eine leibliche Familie, deren Beziehungen nicht klar definiert waren. Es gab Brüder, die keine echten Brüder waren, und echte Schwestern, die sich erst kennenlernten, als sie erwachsen waren. Es gab keine lebenden Großeltern mehr, aber es gab einen Großonkel, der angeblich der tatsächliche Vater ihrer Mutter war. In Bezug auf diese Personen gab es falsche und keine Erklärungen und es gab Geschichten, die schon bei der kleinsten Überprüfung zusammenbrachen. Sämtliche Widersprüche wurden ausgeblendet: Sie waren längst tot, und sie waren nicht tot.« (S. 141; Übers. E. K.)

Rosa muss *wissen*, wann und wo diese Frauen verschwunden sind: Wer am Leben und wer tot ist. All dies scheint mit ihrem schweigsamen Großonkel zu tun zu haben, der ihr sexuelle Gewalt antat, als sie »schlief«.

Rosa erzählte ihren Eltern nie von dem sexuellen Übergriff. Auf die Frage nach dem Warum, antwortete sie, sie hätte ihn für seine Einsamkeit bemitleidet, die nie ihren Namen gefunden hatte.

Die erste Phase von Rosas Behandlung war ein Verarbeiten der sexuellen Gewalt auf körperlicher Ebene; schließlich erzählte sie ihren Eltern davon und spürte deren Betroffenheit.

Allmählich fühlte sie sich wieder gesünder und beschloss, nach Europa zu ziehen, um in der Modebranche zu arbeiten. Ein Jahr später ruft sie Sue Grand in einem Zustand schrecklicher Angst aus Europa an. Damit beginnt eine entkörperlichte Phase der Behandlung, in der ihre Welt wie eine unwirkliche Simulation der menschlichen Welt erscheint. Jetzt findet die Therapie ohne Rosas körperlicher Anwesenheit am Telefon statt, Grands Psyche-Soma wird von parallel verlaufenden Wahngebilden eingeholt. In diesen Wahngebilden kommt eine mechanische Landschaft vor, die von »Humanoiden«, von Mutanten und Toten, bevölkert wird. In ihren Bildern spiegelt sich Rosas schreckliche Angst wider und sie hat das Gefühl, dass in dieser Spiegelung ihr Entkörperlichung bezeugt wird: Dieses enkodiert eine andere Zeit, in der weibliche Zivilpersonen im Zweiten Weltkrieg zum »Es« wurden, indem sie vergewaltigt und ermordet wurden. In Rosas Familie wurde ihre Vagina gleichzeitig geschändet und ausgelöscht. Als sie ins Leben zurückkehrt, hat sie das Gefühl, sie werde von all den vermissten Frauen begleitet: Auf den Straßen in Brooklyn sind sie lebendig und mit Rosa zusammen.

Die Wahrheit, die Grand erfährt – dass Rosas Großonkel sie in der Dunkelheit eines Kinos roboterhaft, ohne menschliche Emotionen sexuell missbrauchte –, war bereits bekannt und kam in der Behandlung zur Sprache. Man könnte sagen, es handelte sich um ein Zeugnis, das zwar abgelegt, aber nicht bezeugt wurde. Jetzt, in dieser vollständig verkörperten Form, wird Grand zur wahren Zeugin der Erfahrung von Rosas Erniedrigung und des Verlustes ihrer Menschlichkeit. Dies sind die Ursprünge von Rosas Selbsthass und körperlichem Ekel, aber Worte können die Tiefe der Verletzung und die Schwere des Angriffs auf das Selbst nicht vermitteln. Die Stärke der analytischen Dyade besteht darin, dass innerhalb dieses Rahmens der Bereich der Gewalt, des Bösen und des Todes betreten werden kann, damit wahres psychoanalytisches Bezeugen stattfinden kann.

An dieser Stelle kann die Heilung beginnen, und zwar nicht aufgrund einer oberflächlichen Erzählung, sondern eines körperlich verankerten Gefühls, erkannt zu werden und in der Stunde der Zerstörung nicht alleine zu sein.

Schlussfolgerung

In diesem Kapitel versuchte ich, die Komplexität und die Art und Weise aufzuzeigen, in der Psychoanalyse Zeugenschaft und das Bezeugen aus anderen Disziplinen eingeführt und auf ihre eigene, einzigartige Weise konzeptualisiert hat. Psychoanalytisches Bezeugen ist immer ein Ereignis, an dem zwei Personen gemeinsam beteiligt sind, obwohl die Dyade asymmetrisch ist (Aron, 1996). In der analytischen Beziehung wird hart daran gearbeitet, das Vertrauen in Bindungen wiederherzustellen und die Nichtanerkennung zu reparieren, die der Gewalt des Traumas innewohnt. Psychoanalytisches Bezeugen arbeitet daran, Menschlichkeit wiederherzustellen, wo sie zerstört wurde, und ermöglicht es dem Patienten, seine Subjektivität zu leben und menschliche Anerkennung und Wertschätzung zu fordern. Letztendlich wird der Patient handlungsfähig und in die Lage versetzt, bei der Erneuerung seines Lebens erfolgreich zu sein.

Vermächtnisse aus den Traumata von Einwanderung, Gewalt, Verlust und Scham: »Ich lebe, ich erinnere mich an dich.«

Rossanna Echegoyén, LCSW:[1]
Eine persönliche Geschichte

Jeden Morgen sehe ich, wie du mich aus dem Spiegel heraus ansiehst,
Ich suche mein Gesicht nach deinem Gesicht ab,
¡Papa!
Ich weine, wenn ich dich nicht finden kann,
Ich schluchze vor Verzweiflung, dass du nicht gerettet werden konntest,
Ich schaue in den Spiegel, jeden Morgen und jede Nacht,
ich sehe dein Gesicht in meinem Gesicht,
Wenn ich dich nicht sehe,
suche ich mein Gesicht nach deinem Gesicht ab,
Wenn ich dich sehe, verliere ich mich in der Erinnerung an dich,
Manchmal denke ich nicht, dass ich mein Leben lebe, weil ich darauf warte,
deine Stimme zu hören,
»¡Aquí está Luis Echegoyén!«
Ich lebe, ich erinnere mich an dich,
Ich habe dich nicht vergessen,
um mein Leben zu leben und vorwärts zu gehen,
muss ich dich gehen lassen.
Dennoch sehe ich weiterhin dein Gesicht in meinem Gesicht, wenn ich in den Spiegel schaue.
¡Papa!
Quisiera escuchar tu voz una vez mas,

1 Rossanna Echegoyén ist Mitarbeiterin des Manhattan Institute for Psychoanalysis in New York City und Autorin des Beitrags *Abandoning the Analytic Frame*, der in der Sonderausgabe *Division/Review* (Vol 28/2022) der Division 39 in der Rubrik »Commentaries: Community Psychoanalysis« veröffentlicht wurde.

Ich muss deine Stimme nur noch einmal hören,
Ich gehe zurück zum Spiegel, um dein Gesicht zu suchen,
Ein Zeichen, eine Grimasse, ein Lächeln, ein Licht.
Ich kann dich nicht finden!
Später am Tag finde ich deine handschriftlichen Notizen in meinen Büchern,
Und ich verliere mich in deinem Schriftbild,
¡Papa!

Ich bin durchtränkt von Erinnerungen an dich,
durchnässt von Traurigkeit und Tränen,
Und doch bin ich gesegnet, dass du mein Vater warst,
Papa,
Ich lebe,
Ich lebe, ich erinnere mich an dich,
Ich werde mich immer an dich erinnern.

Meine erste Erinnerung an ein Trauma war im Alter von sieben Jahren, als mein Vater blutig nach Hause kam, mit Schnittwunden im Gesicht und an der Augenbraue, einer aufgeplatzten Lippe, Prellungen und einem blauen Auge. Ich war erschrocken über seinen Anblick, als er in die Arme meiner Mutter stolperte. Sein Hemd war durchtränkt von seinem eigenen Blut. Meine Mutter rief: »Was ist mit dir passiert?!« Er wurde von zwei Polizisten verprügelt, als er nach einer durchzechten Nacht auf dem Heimweg war. »Geh zurück in dein Land, du dreckiger Mexikaner.« Mein Vater war kein Mexikaner, er stammte aus El Salvador.

Mein Großvater starb plötzlich, als mein Vater drei Jahre alt war. Mein Vater erzählte uns, er sei ermordet worden. Aber meine Verwandten beteuern, dass mein Großvater sich selbst das Leben nahm.

Mein Vater wanderte in die USA aus, wo er sich im spanischsprachigen Fernsehen einen guten Ruf erarbeitete. Er war zwar erfolgreich, aber seine inneren Dämonen – Traumata, Verlust und Scham – waren in seine Psyche eingewoben.

Bevor er sich zur Ruhe setzte, besuchte mein Vater das Grab seines Vaters und sein Alkoholkonsum führte zu einer unzugänglichen, schweren Depression. Elemente von Scham und Verlust tauchten in unserer Familiendynamik auf, wenn es sich um meinen Vater drehte. Bis zu seinem Tod war er das Zentrum unserer Familie. Die Wiederholung eines traumatischen Todes erhält die traumatische Scham und die Familiengeheimnisse lebendig. Die Geister unserer Vergangenheit suchen uns weiterhin heim. Er ist nicht mehr am Leben, aber ich sehe sein Gesicht in meinem Gesicht. Ich suche den Geist meiner Vergangenheit im Spiegel.

Kapitel 5

Vermächtnisse der Gewalt: Unsere Täterfragmente

Sue Grand

> »Es lauerte immer eine existenzielle Angst, dass der zerstörerische Tumor, der grausame Täter in uns selbst, sich gegen unseren Willen entwickeln und wie ein Vulkan ausbrechen könnte.« (Enola Sielbert, Kind eines SS-Offiziers, in: Hammerich et al., 2016, S. 256; Übers. E. K.)

Der Gesundungsprozess der Verfolgten (und ihrer Nachkommen) bildet den herausragenden Schwerpunkt dieses Buches. Eine umfassendere Gesundung unserer Patienten erfordert jedoch die Beachtung internalisierter Täterfragmente, die sich in den Verfolgten und ihren Nachkommen einnisten können. Diese Sichtweise wurde von Grand (2000), Mucci (2013) und Apprey (2003, 2014, 2017) hervorgehoben. Dieses Kapitel konzentriert sich auf die Täterfragmente, die in uns wohnen. Diese Täterfragmente können intrapsychischen Schaden verursachen, aber wir reinszenieren sie *auch*. Diese Reinszenierungen schaden dem *Anderen* und unserer eigenen ethischen Beziehung zum *Anderen*. Diese Fragmente werden in der transgenerationalen Literatur thematisiert, aber *auch* verharmlost.

Es überrascht uns nicht, dass sich Destruktivität in den Nachkommen der *Täter* abgelagert hat (siehe Dietrich L.; Kapitel 3). Wie diese Erben mit dieser Last umgehen, ist eines der größten Probleme, das sich aus der transgenerationalen Traumaweitergabe ergibt. Werden die Erben den Weg ihrer Vorfahren reinszenieren? Werden sie Grausamkeit ablehnen? In unserer Literatur manifestieren sich diese inneren Kämpfe bei den Kindern von Nationalsozialisten (siehe

Bar-On, 1999; Eckstaedt, 1982). Rosenkötter (1982) beschreibt Helmut E., den Sohn eines SS-Offiziers, der von seinem Vater geschlagen wurde, um ihn »hart wie Kruppstahl, zäh wie Leder, flink wie einen Windhund« (S. 179; Übers. E.K.) zu machen. Trotz oder gerade wegen dieser Misshandlungen identifiziert sich Helmut E. mit den Nazi-Idealen seines Vaters. Rosenkötter beschreibt auch Werner C., einen weiteren Sohn eines Nazis, der zwanghafte *Angst* davor hat, dass er sein geliebtes dreijähriges Kind töten wird. Die *Furcht* vor einem vererbten Nazi-Selbst zeigt sich auch im Leben von Enola Sielbert deutlich (siehe oben). Dies taucht in Guralniks (2014) selbstzerstörerischer Patientin Nyx auf, die befürchtet, sie habe ihr eigenes Kind irreparabel geschädigt, weil sie während ihrer Schwangerschaft getrunken hat. Frie (2019) entflieht beiden Extremen: Die Entdeckung, dass sein geliebter deutscher Großvater ein Nazi war, führt ihn auf einen Weg der historischen Enthüllung und der sozialen Gerechtigkeit.

In der genannten Literatur treten die Verfolger vor allem durch die von ihnen unterdrückten Menschen, die nach Gerechtigkeit schreien, ans Tageslicht. Dies trifft auf die Erben des armenischen Völkermordes zu (siehe Altounian, 1999; Hachikian, 2017), die sich immer noch um die weltweite Anerkennung dieses Genozids bemühen. Schwarze Analytiker schrieben ausführlich über die Auswirkungen der Sklaverei und Verfolgung, die sie mitschleppen; Reparationen sind immer noch nicht erfolgt (Apprey, 1999; Gump, 2000, 2017; Holmes, 2012; Leary, 2005; Stephens, 2022; Stoute, 2019, 2021; Vaughans, 2015). Einige Analytiker spürten ihr Weißsein, von dem sie verfolgt werden, durch ihre transgenerationale Geschichte hindurch auf (siehe Grand, 2014, 2018a; Harris, 2012; Woods, 2020).

Warum steht der Täter in dieser Literatur nicht stärker im Mittelpunkt? Dies hat mehrere Ursachen. Im Jahr 2000 vertrat Grand die Ansicht, dass Täteranteile in Selbstzuständen ohne depressive Betroffenheit wirken. Diesen Zuständen fehlen die Ich-Du-Fähigkeit und das Reflexionsvermögen. Vor allem fehlt diesen Zuständen der *historische Bezug.* Grand stellt die Theorie auf, dass auf diese Art und Weise der angerichtete Schaden an die Auslöschung der Geschichte gekoppelt ist, wodurch eine »bösartige dissoziative Ansteckung« hervorgerufen wird. Wie Frie (2019) außerdem andeutet, führen familiäre Bindungen und die kulturelle Mythologie dazu, dass wir den Täter in unserer Familiengeschichte verleugnen. Kanavou, Path und Doll (2016) beobachten dies bei Nachkommen der Roten Khmer im kambodschanischen Völkermord. Dadurch, dass sie sich einer autoritären Kultur fügen und die Taten ihrer Eltern rechtfertigen, sind diese Nachkommen gerüstet, genozidale Gewalt zu wiederholen, wenn sie hierzu aufgefordert werden. Für die Nachkommen von Opfern kann die Viktimisierung zu einem Freibrief für die Reinszenierung von Gewalt werden, selbst wenn sie ihre eigene Unschuld beteuern. Und bei Kestenbergs (1982) Beobachtungen von Kindern von Holocaust-Überlebenden stößt er auf die Fantasie, dass zukünftige Viktimisierung verhindert werden kann, indem man selbst zum unterdrückenden Nazi wird: »Lieber ein Nazi als ein Jude.« All diese Aspekte machen es uns schwer, uns auf unsere Täterfragmente zu fokussieren.

Sichtbarkeit und Unsichtbarkeit: Das Täterobjekt erkennen

> »Die unbewußten Regungen [Traumata; S. G.] wollen nicht erinnert werden, wie die Kur es wünscht, sondern sie streben danach, sich zu reproduzieren, entsprechend der Zeitlosigkeit und der Halluzinationsfähigkeit des Unbewußten [...]. Denn schließlich kann niemand in *absentia* oder in *effigie* erschlagen werden.« (Freud, GW, Bd. 8, S. 374)

In diesem Kapitel vertrete ich die Auffassung, dass es für eine Heilung notwendig ist, den Täter *sichtbarer* zu machen. In der transgenerationalen Literatur wird ein internalisiertes verfolgendes Objekt ausfindig gemacht, das *sowohl* das Leben *als auch* den Tod erneut in der »Krypta« begräbt (Abraham & Torok, 1994). Dieser Vorgang konzentriert sich üblicherweise auf den daraus resultierenden

Schmerz *in* uns. In diesem Kapitel vertrete ich mit Apprey die Auffassung, dass die vergessene traumatische Geschichte oft durch intrapsychische, interpersonale und soziale Zerstörung ausgelagert und ausgedrückt wird. Es findet ein Erwachen statt, wenn wir uns selbst als Nachkommen von Tätern wahrnehmen und entdecken, dass wir einige der Täterfragmente inszenieren, die unsere Familien, die überlebt haben, heimsuchen. Dieses Erwachen gehört häufig zu den schmerzhaftesten und am meisten verleugneten Aspekte der Traumaweitergabe. Können wir uns das bei uns selbst anschauen?

Als Therapeuten konzentrieren wir uns auf die historischen Verfolgungen, die unsere Patienten Generationen später angreifen. So schwierig diese Arbeit auch ist, sie hat ihre Wurzeln in *menschlicher Unschuld*. Aber wenn der abgespaltene Hass unserer Vorfahren in unserer Praxis in Erscheinung tritt, kann er inkohärent, bruchstückhaft, mörderisch, selbstmörderisch und beschämend sein. Liner (2017) beschreibt dies als einen ererbten, unübersetzbaren Exzess, der von früheren Generationen auf rätselhafte Weise kommuniziert und in einer psychotischen Enklave abgekapselt wird, um dann in Form von Grausamkeit und Sadismus reproduziert zu werden. Wenn Nachkommen die Geschichte erzählen, indem sie jemand anderen zu einem »Es« machen, geht die Unschuld verloren. Um diese zu entschlüsseln, wird es, wie Freud (1917) vorschlug, »unfruchtbar, dem Kranken zu widersprechen, der solche Anklagen gegen sein Ich vorbringt. Er muß wohl irgendwie recht haben. Er hat seine Selbstachtung verloren und muß guten Grund dazu haben« (S. 432f.)

Diese Erkenntnis findet sich in dem von Volkan (2017) beschriebenen Fall von Peter. Der erfolgreiche Mann arbeitete in der Waffenindustrie. In seiner Kindheit wurde Peter von seinem Vater verlassen. Sein Stiefvater verband sich mit Peter und rettete ihn vor seiner erdrückenden Mutter. Der Stiefvater überlebte den Todesmarsch von Bataan im Jahr 1942 und japanische Kriegsgefangenenlager. Wenn Peter unter Schamgefühlen litt, flog er mit einem Hubschrauber über eine Herde von Hirschen und Rehen, schoss mit einem Maschinengewehr auf die Tiere und sah zu, wie sie explodierten. Peter findet heraus, dass sein Stiefvater ihm einen unbewussten Auftrag gegeben hat: ein bösartiger Jäger und nicht der Gejagte zu sein.

Verleugnung und das Gegenmittel zur Verleugnung

Wir sind menschlich, und wir beschönigen unsere eigenen Übertretungen. Diese Verleugnung – so Apprey (2014) – kann stattfinden, wenn unsere Vorfahren massive Gewalt erlitten haben. Anschließend gibt es eine sehr menschliche Tendenz, »uns von einigen unausgereiften und unverarbeiteten Teilen unserer selbst reinzuwaschen – Teilen unserer selbst, die wir nicht als zu uns gehörig anerkennen wollen und die deshalb anderswo untergebracht werden müssen« (S. 6f.; Übers. E.K.). Diese Tendenz kann unsere Destruktivität entfachen, denn unsere unerwünschten Teile werden »in die Welt des *Nirgendwo*, nämlich den Tod des Anderen verlagert« (S. 7). Er fährt fort: »Als Menschen leben wir sowohl in der Vergangenheit als auch in der Gegenwart und auch mit dem, was wir dem Anderen antun, um uns zu läutern und den Anderen abzuwerten, nutzlos zu machen oder zu töten« (S. 7). Dies wird an die nächste Generation weitergegeben.

Diese Form der transgenerationalen Wiederholung ist eine der größten Herausforderungen, mit denen wir im klinischen Prozess konfrontiert werden. Als Therapeuten können wir uns wie die Verfolger unserer Patienten fühlen, wenn wir auf ihre dissoziierten Inszenierungen der Aggression hinweisen. Als Patienten, die diese Rückmeldung von unseren Analytikern bekommen, können wir das Gefühl haben, dass unsere Unschuld – und die unserer verfolgten Vorfahren – erneut beschmutzt wird. Als Therapeuten können wir uns beschämt und in der Defensive fühlen, wenn unsere Patienten unsere eigenen Täterfragmente erkennen.

Als Therapeuten müssen wir unseren eigenen Widerstand gegen das Erkennen unserer eigenen Täterfragmente abbauen. Hierzu brauchen wir den humanisierenden Container, den uns unsere Traumatheorie bietet. Dieses Traumamodell stützt sich auf die Einsicht von Ferenczi: Das traumatisierte Kind »verlässt« seine eigene Psyche und internalisiert die Realität des Täters durch eine »Identifizierung mit dem Aggressor«. Unser Modell stützt sich auch auf Anna Freuds Erweiterung von Ferenczis Konzept: Durch *Nachahmung, Externalisierung und Reinszenierung* kann eine Identifizierung mit dem Aggressor erfolgen. Die Geschichte von Grausamkeiten kann zu einer »hartnäckigen Bindung« an einen vererbten »inneren Saboteur« führen (siehe Fairbairn, 1944). Die Theorie des relationalen Traumas postuliert eine Psyche, die sich im Krieg mit mehreren verinnerlichten Objekten befindet und an diese gebunden ist. Der innere Saboteur ist in Konfigurationen verankert, in denen eine Abspaltung in Selbst und Anderer stattfand. In diese Konfigurationen – so wird angenommen – sind Täter-, Zuschauer- und Opferrollen eingeschrieben (Davies & Frawley, 1994; Grand, 2000; Howell, 2005). Wenn wir die Theorie des relationalen Traumas mit Appreys Konzept der transgenerationalen Weitergabe verbinden, können wir uns vorstellen, dass unsere Selbstzustände mit mehreren Aufträgen verbunden sein könnten. Einige Selbstzustände umfassen die menschlichen Fähigkeiten, die uns unsere Vorfahren mitgegeben haben, andere Selbstzustände können präsymbolisch sein, indem sie von Verfolgung durch ihre Wiederholungen erzählen. Wie Grand (2019) feststellt, können diese präsymbolischen Mitteilungen zum Beispiel eine erotisierte Idealisierung der Rache enthalten, die eine Person nicht von einem *Täter*, sondern von einem Befreier eines Konzentrationslagers geerbt hat. Moss (2010) meint, dass diese erotisierte Gewalt möglicherweise von einem alliierten Soldaten des Zweiten Weltkriegs weitergegeben worden sein könnte, der »den gerechten Krieg« kämpfte.

Als Kliniker müssen wir offen sein für das, was uns bei uns selbst und bei unseren Patienten begegnet. Wie Stoute (2019, 2021) in ihrer Arbeit über das Weiterbestehen von Rassismus aufzeigt, gibt es transgenerationale Motive des Selbstschutzes, der Würde, der gemeinschaftlichen Bindung und der Fähigkeit zur Liebe, obwohl man Hass erfährt. Eines dieser Motive ist die schwarze Wut, die von Weißen allzu oft für gefährlich und zerstörerisch gehalten wird. Wenn wir Anzeichen einer destruktiven Wiederholung betrachten, müssen wir als Analytiker über unsere eigene soziale Position und die Linse, durch die wir schauen, nachdenken. In dem komplexen Geflecht von Geschichte und Kultur und in der Wechselseitigkeit des analytischen Settings entfaltet sich die tatsächliche Bedeutung dieser Dynamiken leichter, *wenn der Analytiker seine eigenen Täterfragmente erkennen kann.*

Ethische Labyrinthe und internalisierte Täter

Geschichte kann uns wie eine Reihe von Knoten vorkommen: Löse einen und ein anderer taucht auf. Viele unserer Vorfahren durchlebten wechselnde Epochen und nahmen wechselnde Positionen innerhalb dieser Epochen ein. Möglicherweise gehörten unsere Familien zu einem Zeitpunkt zu den Unterdrückten, zu einem anderen Zeitpunkt zu den Herrschenden. Ich stamme beispielsweise von armen russischen Juden ab, die auf der Flucht vor Pogromen in die USA ausgewandert sind. Wer nicht emigrierte, starb im Holocaust. In den USA wurden meine Verwandten mit antisemitischem Hass und Ausgrenzung konfrontiert. Aber über Generationen hinweg stiegen viele arme eingewanderte Juden sozial auf und erreichten in den USA ein provisorisches Weißsein. Es gab eine beträchtliche jüdische Solidarität mit antirassistischen Aktivitäten. Aber dieses »Weißwerden« der amerikanischen Juden bedeutete oft Komplizenschaft mit dem antischwarzen Rassismus, der die Grundlage des »Weißseins« in den USA bildet (siehe Brodkin, 2010). Layton (2017) beschreibt dies: Ihr eigenes amerikanisch-jüdisches Weißsein ist die Antwort auf »einen generationenübergreifend weitergegebenen Imperativ, den von allen vier Großeltern durch Assimilation aufrechterhaltenen Traumata der osteuropäischen Pogrome zu entkommen«, der durch die »westeuropäischen Assoziationen der osteuropäischen Juden mit Schmutz, Dunkelheit und amerikanischem Antisemitismus«

verstärkt wurde (S. 153f.; Übers. E.K.). Wie auch bei Bloch (2017) hat ein Erbe der Viktimisierung bei mir eine Narbe hinterlassen und ich bin durch ein Erbe der Täterschaft befleckt.

Angesichts der Allgegenwärtigkeit und Komplexität dieser Art von Geschichte tragen wahrscheinlich die meisten von uns Täterfragmente in sich. Krondorfer (2016) empfiehlt uns, sich von der Etikettierung als Opfer/Täter zu verabschieden; stattdessen schlägt er vor, dass wir in Begriffen wie »verursachter Schaden« und »erlitterner Schaden« denken. Wir brauchen eine Sprache für unsere Destruktivität, ohne unsere Menschlichkeit oder die unserer verfolgten Vorfahren auszuklammern. Sowohl für Apprey (2003) als auch für Volkan (2017) können die Aufgaben, die Überlebende in ihren Kindern deponieren, unbewusste Forderungen nach gewaltsamer Wiedergutmachung und Rache beinhalten. Laut Volkan werden ähnliche Befehle in den Nachkommen von Tätern »deponiert«. Wenn die zweite Generation diese Aufgaben nicht erfüllen kann, beschäftigen sie die nachfolgenden Generationen weiter. Das internalisierte verfolgende Objekt zerstört die intrapsychischen Verbindungen, aber es kann *auch* menschliche Bindungen *in der realen Welt* zerstören. Prager (2016) stellt fest, dass sich unmenschliche Reinszenierungen wiederholen können, da die Verfolgung der einen Generation von den nachfolgenden Generationen ausagiert wird.

Die genaue Benennung des Täters (oder seiner raubtierhaften Nachkommen) kann wichtig sein; sie verschafft den Opfern Anerkennung. Aber – wie Gobodo-Madikizela (2016) im Rahmen ihrer Arbeit zur Wahrheit und Versöhnung in Südafrika feststellte – diese Einordnung kann dazu führen, dass ein Mensch weiterhin verdammt wird und seine Reue und Bemühungen um Wiedergutmachung nicht stattfinden können. Von »Opfer« und »Täter« zu sprechen, kann die Spaltung, die die Gewalt ursprünglich begünstigt hat, sogar noch reifizieren. Und da »die meisten Menschen nicht die abgetrennte ›Position ganz unten‹ (die das Kollektiv beleuchtet) einnehmen, sondern eher mehrdeutige, gemischte Positionen in der Nähe verschiedener Machtvektoren« (Rothberg, 2019, S. 37; Übers. E.K.), werden die meisten von uns in das Leiden anderer hineingezogen. Es *gibt* klare Kategorien von historischer Schuld und Unschuld. Aber, wie ich oben erwähnt habe, können uns gleichzeitig historische Schuld *und* historische Viktimisierung angelastet werden. Mit Blick auf den Völkermord an den amerikanischen Ureinwohnern stellt Grand (2018a) fest, dass »wir bei dem Begriff der Kolonisierung gegeneinander ausgespielt werden, was die Abstufung im Hinblick auf Bevorzugung, objektive Darstellung, Überleben und Ablehnung betrifft [...]. Raubtierhafte Eroberung ist herausragend und einschneidend. Sie erkennt und schürt unsere Rivalitäten, unsere Konkurrenzen, unser Verlangen nach Reichtum, Status, Inklusion« (S. 110; Übers. E. K.).

Ähnliche Dynamiken können im therapeutischen Setting auftreten. Häufig werden Therapeuten zu ersten Zeugen ererbter Scham und der Angst der Patienten vor ihren eigenen verfolgenden Anteilen. Therapeut und Patient: Wir können beide in die von Benjamin (1988) beschriebene »Täter-Opfer«-Dynamik einsteigen, wo wir uns über historische Feindschaften hinweg treffen, wechselseitig projizieren, inszenieren und/oder die ererbten verfolgenden Fragmente, die vom Anderen ausgehen, wahrnehmen (siehe Frie, 2011; Guralnik, 2014; Liner, 2017). Diese Konflikte treten auch in Dialogen auf, die zwischen Gruppen von Nachkommen von Tätern und Nachkommen von Opfern stattfinden (vgl. Bar-On, 1999). Als Patienten und Therapeuten müssen wir uns mit der gesamten Komplexität unserer Geschichte auseinandersetzen, auch wenn wir zwischen der Geschichte des zugefügten und der des erlittenen Schadens unterscheiden: Dies sind unterschiedliche Kontexte, in denen wir unsere Täterfragmente untersuchen müssen. Bei der Behandlung dieses schwierigen Themas plädieren wir für die Beibehaltung der ethischen Sichtweise von Butler (2009):

> »Es gibt einen entscheidenden Unterschied zwischen (a) einer verletzten und wütenden Person, die einem wütenden und verletzenden Verhalten moralische Legitimität verleiht sowie aggressives in moralisch einwandfreies Verhal-

> ten umwandelt, und (b) einer verletzten und wütenden Person, die trotzdem versucht, die von ihm verursachte Verletzung zu begrenzen, was ihr nur durch einen aktiven Kampf mit und gegen die Aggression gelingt. Ersteres beinhaltet die Moralisierung der Person, die sich von der Gewalt, die sie ausübt, distanziert, während Letzteres einen moralischen Kampf erfordert.« (S. 172; Übers. E. K.)

Zugefügtes Leid: Transgenerationale Erkenntnisse

Die folgende Literatur verortet die Weitergabe von Destruktivität in den nicht verarbeiteten Wunden und dissoziativen Zuständen unserer Vorfahren. Bevor wir uns mit ihr befassen, ist es wichtig, einige problematische Annahmen zu beachten, die diesen Arbeiten zugrunde liegen. Wie Prince (2009) und Richman (2017) anmerken, wird von einem »Überlebenden-Syndrom« ausgegangen, das dann an die Nachkommen weitergegeben wird. Es handelt sich hierbei um ein stereotypes Bild vom Überleben eines Traumas, das die Überlebenden pathologisiert, ihre Lebens- und Liebesfähigkeit diskreditiert und ihre Fähigkeit, Eltern zu sein, als defizitär einschätzt. Dieses Bild geht *auch* davon aus, dass es sich bei jeglichem Leid, das von den Überlebenden an die Nachkommen weitergeben wird, um das *ungewollte, dissoziierte* Ergebnis einer elterlichen posttraumatischen Belastungsstörung (PTBS) handelt. Die genannte Literatur berücksichtigt weder die Persönlichkeit des Elternteils vor dem Trauma noch die aktuelle soziale Situation des Elternteils. Sie erfasst nicht wirklich die vielfältige Realität des Überlebens eines Traumas. Bei meiner Durchsicht der Literatur über die Weitergabe von Destruktivität stelle ich fest: Der Leser sollte auf die problematischen Annahmen achten, die sich wie ein roter Faden durch diese Arbeiten ziehen.

Faimberg (2009) beschreibt diese ungewollte, dissoziative Weitergabe von Destruktivität. Sie geht davon aus, dass traumatisierte Eltern das »Gute« sich selbst zu eigen machen können, indem sie gehasste Aspekte von sich an die Psyche des Kindes weitergeben.

Faimberg hält dies für eine Form von psychischer Gewalt, die mit der Gewalt, die den Eltern zugefügt wurde, einhergeht. Kogan (1995) beschreibt einen ähnlichen Prozess, bei dem der überlebende Elternteil »die Errichtung einer durchlässigen Membran zwischen sich und dem Kind fördert, durch die er depressive und aggressive Dispositionen weitergibt, die er nicht selbst containen kann« (S. 252; Übers. E.K.). Dies führt uns zu der Frage: Wie kann sich dieser extrudierte Hass, diese Aggression und »Schlechtigkeit« in den späteren Generationen manifestieren? Die Literatur befasst sich mit dem Leid, das durch diese Extrusion entsteht: ein Gefühl von Schlechtigkeit, Schuld und Mangel, das in den nachfolgenden Generationen fortbesteht. Aber im Allgemeinen wird das Leid, das der Psyche des Kindes zugefügt wird, als das *nicht-agierende, unbewusste* Nebenprodukt eines elterlichen Traumas betrachtet. Diese Extrusion taucht selten explizit als das Fragment eines Verfolgers auf, das vom Überlebenden inszeniert und/oder unbewusst *mit einem Kind* oder seinen Nachkommen gemeinsam erstellt wird.

Fragmente der Verfolger: Liebe, Hass und Restitution

Ein Großteil der Literatur deutet also auf eine »bösartige Transformation« (Sullivan, 1953) hin, die in der Verbindungslinie zwischen dem Überlebendem und dem Kind existiert. Kehren wir zu der Aufspaltung in Gut und Böse zurück, die Teile des Selbstsystems der Überlebenden bestimmen kann, können wir dies wiederholt vernehmen. Mucci (2013) beschreibt eine der toxischsten Manifestationen dieser Spaltung, bei der überlebende Eltern ihren eigenen Täter auf ihr Kind projizieren. Kestenberg und Kestenberg (1982) zitieren einen Fall, bei dem ein Holocaust-Überlebender ein Kind als »kleinen Hitler« bezeichnet und sogar den Kopf des Kindes in einen Ofen steckte. Nach Muccis Ansicht stellt diese Art der Projektion eine Identifikation mit dem Aggressor dar, bei der die Weltsicht des Aggressors die intimen Objektbeziehungen des Überlebenden überlagert. Laub und Auerhahn (1993) verwiesen auch auf eine abgemilderte Form der Projektion auf Kinder nach dem Holocaust, bei der die Individuation eines Kindes von den Eltern des Überlebenden mit erzwungener Trennung und der Grausamkeit des Verfolgers verwechselt wurde.

Um diese projektiven Phänomene besser verstehen zu können, kehren wir zu der Theorie der Traumaweitergabe von Abraham und Torok (1994) zurück, bei der das im Körper verankerte Missbrauchsobjekt auf ein unverdauliches Fremdobjekt verlagert wird; *dies kann das eigene Kind des Überlebenden und von dessen Nachkommen sein.* Wie Kogan (1995) vorschlug, errichtet somit das Elternteil mit dem Kind – anstatt als Schutzschild zu fungieren – eine durchlässige Membran, durch die aggressive Neigungen weitergegebenen werden, die von dem Elternteil nicht contained werden können. Für Laub und Auerhahn (1993) und Newirth (2016) bedeutet diese Projektion ein Scheitern der Symbolisierung im Überlebenden.

Mucci (2013) hingegen verweist auf die destruktivste Form der Weitergabe: eine bösartige und paranoide Wahrnehmung des Kindes. Worin besteht das intrapsychisch und interpersonell Schicksalhafte dieser Projektion? Denken wir an die suizidalen, selbstverletzenden und/oder mörderischen Inszenierungen, die diese Projektion hervorrufen könnte: Wie sieht dies aus? Zur Verdeutlichung wenden wir uns wieder Newirth (2016) zu, der zwischen zwei paranoid-schizoiden Formen unterscheidet, die die Überlebenden heimsuchen und Einfluss auf die nächste Generation haben können. Er bezieht sich auf die *passive* paranoid-schizoide Form des In-der-Welt-Seins, die uns aus Zuständen der Machtlosigkeit und des sich selbst Angreifens bei Überlebenden und deren Nachkommen vertraut ist. Newirth schlägt außerdem eine *aktivere* Form des paranoid-schizoiden Prozesses bei Überlebenden vor: eine aggressive Form der Abwehr. Indem sie Angst und Abhängigkeit leugnet, ähnelt diese Form der kleinianischen manischen Abwehr. Geringschätzigkeit, Machthunger und Grandiosität, hier handelt es sich um eine Idealisierung der destruktiven Teile des Selbst (siehe auch Richards, 2018).

Bei dieser *aktiven* paranoiden Abwehr wird eine perverse Form des Handelns den Überlebenden zugeschrieben, die ihre Kinder mit dem Feind verwechseln. Im Wiederholen gewalttätiger Kriegsgeschichten zeigt sich diese paranoide Abwehr, die von den Vätern (die Moss [2010] und Grand]2019] beschreiben) agiert wird. Hier wird ein Kind aufgefordert, die Gewalt des Vaters zu bewundern, sich seinem Sadismus anzuschließen und seine Gewalt zu erotisieren. Es handelt sich hierbei um einen unbewussten Auftrag, den *Vater davor zu schützen, Terror und Trauer zu empfinden*. Amir (2016) weist darauf hin: Möglicherweise folgt daraus, dass »das Kind das Grab, in dem es lebendig begraben wurde, in einen falschen psychischen Raum verwandelt, in dem jeder Dialog sofort zu einer Art von tyrannischem Machtkampf wird« (S. 542; Übers. E.K.). Wie viele Analytiker, die über transgenerationale Vermächtnisse schreiben, klärt Amir das Schicksal dieses »tyrannischen Machtkampfes« in der nächsten Generation nicht auf, aber wir können uns leicht vorstellen, was als Nächstes passieren könnte. Die Nachkommen idealisieren die elterliche Gewalt und identifizieren sich mit ihr, halten den Glauben an die manische Abwehr der Eltern aufrecht und sind von dem Schmerz aus ihrer eigenen Kindheit erfüllt; somit können sie Herrschaft, Aggression und Unterwerfung erneuern.

Perverse Formen der Wiedergutmachung: Einsamkeit und Eros

Das Schweigen unserer Vorfahren kann sich *auch* in der nächsten Generation in raubtierhafte Fantasien/Inszenierungen verwandeln. Hier wird, wie Grand (2000), Mucci (2013) und Salberg (2017) andeuten, die unausgesprochene Geschichte der Traumata in den unbewussten Fantasien der Kinder bearbeitet. Das elterliche Schweigen wird mit *bedrohlichen* Objekten gefüllt, die von dem eigenen familiären Schmerz des Kindes geprägt sind. Grand (2000) stellt James vor, einen Nachkommen des armenischen Völkermords, der behauptet, er wisse nichts von dem Genozid. Freundlich und doch konkret spricht er ausschließlich über sein tägliches Leben und lässt einen vagen Hauch von Einsamkeit erkennen. Er beklagte sich über das Desinteresse seiner Frau an Sexualität und zeigt kein Interesse an seinen schrecklichen nächtlichen Ängsten. Im Bett wünschte er sich von seiner Frau Szenarien von Diebstahl, Vergewaltigung und Demütigung. Seine Frau gehorchte anfänglich, weigerte sich aber mit der Zeit, seine Wünsche zu erfüllen. In den Sitzungen richtete James seine zwanghafte und entwürdigende Erotik auf den Analytiker; er zeigte kein Interesse an ihrer Bedeutung. Schließlich sagte ihm sein Therapeut, er könne aus seiner Therapie kein Gespräch über Sex machen. Dies entsprach der Weigerung seiner Frau, seine Wünsche zu erfüllen.

Dies kam James wie ein immer wiederkehrendes *Nein* vor, das eine Frau ihrem Raubtier gegenüber äußert; es weckte seine Erinnerungen. James wuchs in einer Arbeiterfamilie (Mutter, Vater und seine Tante mütterlicherseits) auf. Der Vater und die Tante gingen tagsüber zur Arbeit. Sowohl die Mutter als auch die Tante waren warmherzig und mütterlich. Aber tagsüber schloss sich seine Mutter weinend ein. James saß einsam, verwirrt und besorgt vor der geschlossenen Tür. Schließlich kam sie ohne Erklärung wieder heraus, ohne dass sich ihre emotionale Situation geändert hätte. Nachts wachte seine Mutter schreiend auf, und James war wieder einmal ausgeschlossen. Nach dem *Nein* des Analytikers berichtet James Folgendes: In seiner frühen Adoleszenz initiierte er Sex mit seiner freundlichen Tante mütterlicherseits. Weinend sagte sie: »Du bist wie mein Sohn. Du tust das einer Mutter an?« (S. 40) James hörte ihre Verzweiflung, spürte ihre Tränen und nahm seine Hand von ihrer Brust. Ein weiteres Geheimnis kam zum Vorschein. Als junger Mann war er passiver Zuschauer einer Gruppenvergewaltigung im Park. Er tat nichts für das Vergewaltigungsopfer, selbst nachdem die Vergewaltiger geflohen waren. Bis zum *Nein* des Analytikers waren diese Episoden dissoziiert und nicht von Schuld- oder Schamgefühlen behaftet. Aufgrund dieser Erinnerungen entdeckte James seine unbewusste Geschichte über seine weiblichen Vorfahren während des Völkermordes: In seiner Vorstellung waren sie *willige Mädchen im erotischen Spiel mit Raubtieren.* In seiner Fantasie ersetzte James die erotische Erregung durch den Terror von Völkermord und Vergewaltigung. In seiner Kindheit verschwand seine sonst so fürsorgliche Mutter immer wieder, tagsüber weinte sie und nachts schrie sie. Wo war sie? Wer und was verfolgte sie? Warum war sie nicht für ihn da? Nachts weinten Mutter und Tante gemeinsam. Mit James sprachen sie nicht. Seine Pubertät war von einer Welle erotischer Bedürfnisse *und* einer »katastrophalen Einsamkeit« geprägt. In seiner Verletzung, Verlassenheit und Wut identifizierte er sich unbewusst mit ihren Vergewaltigern: lieber ein völkermordender Türke sein als ein verzweifelter, hilfloser Junge, lieber eine Bindung mit dem Täter eingehen als niemanden zu haben.

Wenn ich jetzt über diesen Fall nachdenke, frage ich mich, ob diese traumatisierte Familie unbewusst diese Inszenierung mitgestaltet hat. Bei traumatisierten Menschen besteht ein dringendes Bedürfnis nach Reue und Anerkennung durch den Täter (siehe Herman, 2023). Diese Sehnsucht inspirierte Ensler (2019) zu *The Apology*, einem Buch, in dem sie die Entschuldigung schreibt, die sie nie von ihrem raubtierhaften Vater erhalten wird. In der Verbindung zwischen Überlebendem und Nachkommen, im familiären Unbewussten, kann es zu einer Sehnsucht nach einem »reparativen Täterphantasma« kommen. In dieser Fantasie kehrt der Täter zurück, sein Raubzug wird sichtbar; die Stimme des Opfers, das *Nein* sagt, wird gehört, und der Täter behält sein Verbrechen bei sich und sieht die Wunde, die er verursacht hat. Vielleicht hat James auf diese Weise das »reparative Täterphantasma« inszeniert, indem er den Inzest mit seiner Tante initiierte, ihre Tränen spürte, ihr *Nein* beachtete und seine Hand von ihrer Brust nahm.

Meiner Ansicht nach kann dieses reparative Täterphantasma in einer Familie als tödliches *und* erregendes Objekt (Fairbairn, 1944) existieren, das *auch* die Geschichte einschreibt. Aber die Inszenierung dieser Fantasie bringt keine Wiedergutmachung, sondern zerstört das Vertrauen und reißt die ursprüngliche Wunde wieder auf. Fonagy (1999b) beschrieb die Arbeit mit einem zehnjährigen Jungen, dessen sadistische sexuelle Fantasien mit der Geschichte der sexuellen Gewalt, die seine Großmutter während des Holocausts erlebte, verbunden zu sein schienen. Diese Fälle veranschaulichen eine perverse Form der Zeugenschaft, eine imaginäre Aufhebung und Überfrachtung der Geschichte, die beendet werden muss.

Diese Inszenierungen spiegeln ein anderes Imaginäres wider, das nach Liotti (2004) in der nächsten Generation vorhanden sein könnte: die Fantasie, Retter oder sowohl Überlebender als auch Verfolger zu sein. Die Nachkommen werden, wie Neri (2016) es ausdrücken würde, in die Familiengeschichte und in die familiäre Fantasie über diese Geschichte eingefügt. Der Nachkomme kann wie James zum »unsäglichen Monster« seiner Vorfahren werden (S. 409). Aus der Sicht von Grand erneuert dieses unsägliche Monster die historische Verletzung, auch wenn es versucht, eine unbewusste Antwort auf ein unbewusstes Verlangen nach Restitution zu geben.

Verlagerung und falsche Aufbewahrungsorte: Wer ist der historische Feind?

Maurice Apprey hat die gründlichste und mutigste Bilanz hinsichtlich unserer ererbten Destruktivität gezogen. In seiner Arbeit stellt er die Frage, wie besonderes bei den schwarzen Nachkommen der afroamerikanischen Sklaverei der erfahrene Hass über Generationen hinweg transformiert und fehlgeleitet wird. Apprey interessiert sich für die Art und Weise, wie Geschichte im kulturellen Gedächtnis in Stücke gerissen und gespeichert wird. Er erforscht, womit verletzte Gemeinschaften die verbleibende Wunde ausfüllen. Wie füllen sie eine Lücke? Wie auch Liner (2017) vertritt Apprey die Ansicht, dass Geschichte oft durch *Intromission* aufgenommen wird, ein Prozess, der bewusstere, eher agierende Bemühungen zur Transformation (oder wirksamen Verdrängung) von Verletzungen verhindert. Intromission macht eine Verletzung veränderungsresistent, da sie nicht in die symbolische Gegenwart übersetzt werden kann.

Durch die Weitergabe zerstörerischer Aggression injiziert ein angestammtes Objekt somit tödliche Geheimnisse (Apprey, 2014). Der Täter hat die Grausamkeit in den Nachkommen der Sklaverei festgeschrieben, sodass die heutigen Afroamerikaner Ahnenfiguren bei sich aufnehmen müssen, die sich in einem ständigen Krieg befinden und vom Geist des Sklavenhalters sowie dem Geist des Sklaven geprägt sind, der vergewaltigt, gefoltert oder getötet wird. Der Sklavenhalter wird als Saboteur, als innerer Mörder internalisiert, der eine Form der Selbstzerstörung fordert. Die Seelen der Kinder bilden die Rezeptoren für unausgereifte Aufträge, die die Geschichte reparieren sollen. Apprey (2014) beobachtet, dass die Intromission der Geschichte mögliche Funktionen über Generationen hinweg verändert. So kann sich ein Auftrag in einer Generation als Destruktivität in einer nächsten als Selbstmord manifestieren. Für Nachkommen, die von ihren Vorfahren einen eher *symbolischen* Auftrag erhalten, gibt es konstruktivere, nicht-destruktive Formen der Einschreibung und Reparatur. In beiden Fällen wird der Auftrag von einer früheren Quelle gespeist (die in einem zeitlosen und aufgeschobenen Zustand einen Platz findet), damit er »vom Subjekt anstelle eines inneren Objekts« (S. 17; Übers. E. K.) ausgeführt wird.

Apprey (2003) stellt fest, dass es nach massiver Gewalt allzu oft einen »Auftrag gibt, das ursprüngliche Vermächtnis der Asche in neuen, aber ebenso zerstörerischen Formen zu bewahren« (S. 9; Übers. E. K.). Dieser Auftrag besteht in dem »Bestreben, historische Verletzungen zu wiederholen, in der Auswahl eines ungeeigneten Objekts, um während der Wiederholung anzugreifen, in der planlosen Wiederholung des Auftrags bis zur Auslöschung oder in der zufälligen Wiedererschaffung eines missratenen Kindes« (S. 15; Übers. E. K.). Wird die Geschichte unter Verschluss gehalten, so führt dies nach Apprey dazu, dass man den wirklichen historischen Feind aus den Augen verliert, auch wenn es dringend notwendig ist, diesen Feind zu finden und zu bestrafen. Dies kann zu zerstörerischen Verlagerungen führen, bei denen das Verlangen nach Vergeltung und Gerechtigkeit seinen Feind im falschen Objekt findet. So kann der Auftrag zur Entschädigung und Gerechtigkeit über Generationen hinweg unerfüllt bleiben. Das Ergebnis kann eine immer neue Dynamik sein. Der Nachkomme, der Empfänger dieses Auftrags ist, wird in Loyalität gegenüber seinen Vorfahren nach einem Objekt suchen, das bestraft wird, sodass damit die Schlechtigkeit beseitigt ist. Einzelpersonen, Familien und Kollektive können dann aus den Augen verlieren, wer wem diesen Auftrag erteilt hat. Der Auftrag selbst bleibt unvollständig und unübersetzt. Die Aufarbeitung *geschichtlicher Ereignisse* durch ein fehlgeleitetes *Geschichtsverständnis*, Gewalt und Zerstörungswut kann gegen sich selbst, die eigene Familie, die eigene Gruppe oder eine andere unterdrückte Gruppe gerichtet sein. Diese Art der Wiederholung veranschaulicht Hassinger (2014) in dem Fallbericht von Edwin. Die vorgestellte Analyse ist ein Dialog zwischen einer weißen Therapeutin und einem schwarzen Mann, der als Kind von seinen älteren Schwestern brutal gemaßregelt wurde. Edwin zeigt Hassinger ein Foto aus den 1930er-Jahren, auf dem ein junger schwarzer Mann entkleidet ist und von einem weißen Wärter ausgepeitscht werden soll.

> »Ich muss immer wieder an dieses Bild denken und habe das Gefühl, dass ich dort gewesen bin und dass ich dieser Junge war. Mir wird klar, dass die Art, wie er dasteht, mit heruntergezogenen Hosen und hinter dem Rücken gefesselten Händen, genau dem entspricht, wie ich während der Prügelstrafe, die ich als Kind bekam, stehen musste. Mein Großvater war der Trainer. Er war ein dummer und grausamer Mann. Er sagte meinen Schwestern, wie sie es machen sollten. Er sagte: ›So haben sie sie mit der Peitsche zugerichtet, als ich ein Junge war.‹ Sie wissen, dass Opa geboren wurde, bevor die Schwarzen sich emanzipierten.« (S. 351; Übers. E. K.)

Um diesen Kreislauf der Gewalt zu beenden, möchte Apprey (2003) dem internen Mörder ein »anständiges Begräbnis zukommen lassen, im Wissen, dass das Phantom Teil des Selbst ist, und in dem Bewusstsein, dass der Geist zurückkehren kann, wenn man nicht wachsam ist oder keine Widerstandsfähigkeit besitzt« (S. 15; Übers. E.K.).

Die Psychoanalyse selbst: Transgenerationale Vermächtnisse von zugefügtem Leid

Ein kritischer Überblick über die transgenerationale Literatur zur Destruktivität könnte an dieser Stelle enden. Aber um den Kreislauf zugefügten Leids zu beenden, müssen wir uns auch mit der Psychoanalyse selbst befassen. Unsere eigene Disziplin ist nicht nur ein Forum für Heilung: Sie ist auch ein transgenerationaler Ort zugefügten Leids in den Bereichen Ethnie, Ethnizität, Schichtzugehörigkeit, Geschlechtsidentität, sexuelle Orientierung und geschlechtsspezifische Gewalt. Im Laufe der Geschichte unserer Disziplin haben Analytiker diese Probleme beleuchtet und Abhilfe geschaffen. Die heilende Wirkung unserer Arbeit wurde in diesem Text ausführlich gewürdigt. Aber unsere Theorie und Praxis sind immer noch von Täterfragmenten durchdrungen, die wir von der problematischen Kultur unserer Vorfahren geerbt haben. Wie Frosch (2019) feststellt, »ist die Gewalt des Sozialen eine wiederkehrende Gewalt, die sich in Normen ausdrückt, die ständig wiederholt werden, um der intrinsischen Fähigkeit des Subjekts zum Widerstand entgegenzuwirken« (S. 68f.; Übers. E.K.).

Trotz unserer größten Bemühungen wiederholen sich diese Probleme in diesem Text. Die Literatur selbst ist hauptsächlich weiß und westlich. Wir, die Autorinnen, können nur englischsprachige Literatur lesen. Welche Big Histories finden Eingang in diese Schriften? Was »kennzeichnet« sie als psychoanalytisch? Wessen Trauma ist wichtig? Unsere Disziplin hielt an universalistischen Hypothesen und pathologisierenden Annahmen fest und übertrug sie auf Frauen, die Nicht-Westlichen, die Nicht-Normativen und die Nicht-Weißen. Maurice Apprey (2003) arbeitet über Kulturen hinweg über Geschichten der Gewalt. Er würdigt *sowohl* unsere gutgläubigen

Absichten *als auch* unsere schädlichen Annahmen. Er fordert uns auf, unsere Grundhypothesen offenzulegen und uns eine »Ethik der Übersetzung« zu eigen zu machen:

> »Die Erkenntnis, dass Ideen von einem Ort zum anderen – manchmal gut, manchmal schlecht – übertragen werden können. Es ist die Erkenntnis, dass die Formulierung einer Theorie auch diejenigen *verraten* kann, die wir beschreiben wollen. Diese beiden Bedeutungen – Übersetzung als Übertragung und Übersetzung als Verrat – zwingen uns als Kliniker, Forscher und Theoretiker zu äußerster Vorsicht [...]. [U]nsere theoretischen Formulierungen sollten immer als vorläufig und idiomatisch, niemals als völlig zufriedenstellend betrachtet werden. Wir müssen sicherstellen, dass unsere theoretischen Formulierungen den anderen nicht verletzen.« (S. 5; Übers. E. K.)

Auch wenn Analytiker den Umfang unserer transgenerationalen Literatur erweitern, bleiben universalisierende Hypothesen und Ausgrenzungen im Kern der analytischen Theorie bestehen (siehe Grand, 2018b). Sie entwickelten sich im bürgerlichen Wien des 19. Jahrhunderts. Für uns ist es schwierig, von Kulturen zu lernen oder mit ihnen ins Gespräch zu kommen, die in der Großfamilie, in gemeinschaftlichen Werten und Bindungen verwurzelt sind, die sich weniger auf die Produktion von Reichtum konzentrieren, sondern in die Natur eintauchen und mit der spirituellen Welt verbunden sind. Unsere Theorie ist nicht darauf ausgelegt, diese Unterschiede auszugleichen. Die Tendenz geht dahin, *entweder* andere Kulturen mit ihren Big Histories zu vernachlässigen *oder* Unterschiede zu pathologisieren/zu verbergen. Um zum Gegenstand psychoanalytischer Lektüre zu werden, musste sich die *nicht-westliche* Kultur in »unsere« Konstrukte einfügen. Angesichts dieser inhärenten Einschränkungen kann es für viele Big Histories schwierig sein, überhaupt in unseren Kanon aufgenommen zu werden.

Ausschlüsse und Wiederherstellungen der Big History

Was wird in diesem Band aufgenommen und was wird möglicherweise unmerklich ausgeschlossen? Wenn wir uns nicht den Big Histories zuwenden, die von der Psychoanalyse marginalisiert werden, kann es schwierig sein, einige der Schäden zu bezeugen, die durch unseren universalistischen Diskurs verursacht werden. Der 1998 von Yael Danieli herausgegebene Text bietet dem Leser eine umfassende Verbindung von Kultur und Geschichte. Hier finden wir Schriften, die in streng psychoanalytischen Kreisen nicht erscheinen. Dieser Text bietet einen offeneren Blick auf indigene Völkermorde, auf die koloniale Gewalt, unter der der Globale Süden leidet, auf Kriege und Gräueltaten, die von der westlichen Psychoanalyse im Allgemeinen übersehen werden: die Internierung der Japaner während des Zweiten Weltkriegs in den USA; die Überlebenden der Atombombe in Japan; der Völkermord in Kambodscha; der türkische Völkermord an den Armeniern; die Kriege in Jugoslawien und in Südostasien; der Staatsterror in Südamerika; das Trauma der Kolonialisierung der australischen Aborigines; die amerikanische Sklaverei und das traumatische Erbe der Ureinwohner in den USA. Diese offenen Bemühungen wurden in zwei Texten über transgenerationale Traumaweitergabe fortgesetzt, die von den Co-Autorinnen herausgegeben wurden (Grand & Salberg, 2015; Salberg & Grand, 2017). In Danielis Kompendium werden diese Big Histories plötzlich sichtbar; nicht-westliche Traditionen, Familienstrukturen und Heilpraktiken werden dort respektiert. Diese Artikel sind *nicht über* die *betroffenen Personen* dieser Vermächtnisse geschrieben; sie werden *von* diesen Erben verfasst. Viele Analytiker würden diese kulturell verankerten Artikel als »Psychologie« abtun; allzu oft scheint dieser Begriff etwas zu bezeichnen, was weniger Respekt verdient als die »tiefe« Psychoanalyse.

Dem zugefügten Leid Gehör schenken

Um eine ausgezeichnete Kritik an dieser rassifizierten westlichen Vorherrschaft in der Psychoanalyse kennenzulernen, wende ich mich Duran, Duran, Brave Heart und Horse Davis (1998) zu. Sie befassen sich mit der transgenerationalen »Seelenwunde« ihrer Lakota-Völker in den USA in der langen Zeit nach dem Genozid an den Ureinwohnern. Für diese Autoren hat diese »Seelenwunde« ihren Ursprung in der buchstäblichen und kulturellen Auslöschung, darin, in eine »koloniale Lebenswelt gezwungen zu werden, in der die Lebenswelt der Ureinwohner verachtet und als minderwertig und böse angesehen wurde« (S. 344; Übers. E.K.). Dies hallt nach und wiederholt sich über die Jahrhunderte in immer neuen Variationen, sodass koloniale Bevormundung und Zerstörung niemals der Vergangenheit angehören. Indem sie die transgenerationalen Auswirkungen ihres amerikanischen Holocaust (siehe Stannard, 1992) zur Sprache bringen, finden sie Zuspruch bei Kestenbergs (1990) westlicher psychodynamischer Formulierung des »survivor's child complex« bei Nachkommen des Holocaust. Dasselbe gilt für Brave Heart (1998), der ebenfalls Fogelmans (1991) Darstellung der Schwierigkeiten zu trauern bei Holocaust-Überlebenden bestätigt. In Anlehnung an die Holocaust-Literatur verweist Brave Heart auf die Schwierigkeiten, an einem Massengrab zu trauern und kollektive Trauer auszudrücken, vor allem, wenn Überlebende gezwungen sind, unter den Tätern und Mördern ihrer Familien zu leben. Auf diese Weise machen diese Autoren kreativen Gebrauch von westlichen psychoanalytischen Formulierungen. Nichtsdestotrotz stellen sie die koloniale Weltsicht, die diesen westlichen Formulierungen zugrunde liegt, in Frage und misstrauen ihr:

> »Behavioristische Theorien greifen soziale Probleme aus dem Zusammenhang und individualisieren sie; außerdem führen viele soziokulturelle Theorien europäische Darstellungen über die Ureinwohner fort, die ihren Ursprung in der Politik der Kolonialzeit und der Gründerzeit Amerikas haben. Insofern sind diese

> Ansätze kulturelle Produkte [...]. [W]ir können sagen, dass sie Herrschaftsstrukturen abbilden. Darunter verstehen wir, dass sie durch die Behauptung von Universalität und Neutralität und durch die Desavouierung aller anderen kulturellen Formen oder Interpretationen an der ideologischen/kulturellen Vorherrschaft teilhaben.« (Duran et al., 1998, S. 353; Übers. E. K.)

Duran et al. (1998) folgen diesem Gedankengang und halten westliche Therapien für die fortgesetzte Kolonisierung der Lebenswelt der Lakota. Um die »Seelenwunde« zu heilen, muss die Heilmethode die koloniale Destruktivität erkennen und die Lebenswelt der Lakota wiederherstellen. Anstelle des Sprechens von einer posttraumatischen Belastungsstörung, formulieren die Autoren die diagnostische Kategorie für ihre »Seelenwunde« um: »Chronische und akute Reaktionen auf den Kolonialismus« (S. 347). Unter Bezugnahme auf Villanueva (1989) stimmen sie darin überein, dass die Probleme, mit denen diese Gemeinschaften konfrontiert sind, nur verbessert werden können, wenn »die Verantwortung an der richtigen Stelle angesiedelt ist« (S. 30). Duran et al. (1998) behaupten in dieser Deutlichkeit, dass Gewalt und Selbstmord, worunter die Nachkommen der Ureinwohner leiden, neu gedacht werden sollten, wie Curry (1972) dies getan hat: »Der explizite und bewusste Akt des Tötens beinhaltet die Affirmation des Lebens, das durch das Getötete genährt wird [...]. Der Patient tötet nur ein Bild von sich selbst« (S. 103; Übers. E. K.) – das heißt, er tötet das entwertete Selbstbild, das vom Täter internalisiert wurde.

Zugefügtes Leid ansprechen

Wie bereits erwähnt finden wir in unseren psychoanalytischen Fachzeitschriften kaum Arbeiten über Transgenerationalität. Wer sich einen Überblick über die *analytische* Literatur zur transgenerationalen Traumaweitergabe verschafft, muss eingestehen, dass die Psychoanalyse als patriarchalisches, westliches, aufklärerisches

Projekt verfasst wurde. In der Psychoanalyse ließen wir häufig den spezifischen soziopolitischen Kontext außer Acht, in dem Traumata ertragen und weitergegeben werden (siehe Brickman, 2017; Grand, 2018b).

Mucci (2013) räumte diese Kritik – die aber von LaCapra (2002) und Rothberg (2008) am deutlichsten formuliert wird – ein. Aus der Sicht dieser Autoren entwickelten wir eine einheitliche Sichtweise auf historische Traumata, sodass die Traumata der »anderen« an »unsere« Weltanschauung und Kultur angepasst werden und »unseren« Krieg widerspiegeln. Cournut (2010) macht uns auf diese Tatsache aufmerksam: »Die Psychoanalyse muss sich den Vorwurf der Irrelevanz insofern gefallen lassen, als sie den Anspruch erhebt, einen universellen Diskurs über den Menschen zu führen, der auf einer sehr spezifischen Erfahrung einer neueren und umstrittenen Erfindung beruht« (S. 605; Übers. E.K.). Gegen diese Tendenz setzen sich Lazali (2018) und Wikinski (2018) in ihren Arbeiten über koloniale Traumata in Algerien und Argentinien zur Wehr, indem sie die Ähnlichkeiten aufspüren und gleichzeitig die kulturellen Unterschiede verdeutlichen. Gegen diese einheitliche Sichtweise auf Traumata wehrt sich auch Krondorfer (2016) in seiner interkulturellen Arbeit über Nachkommen des Holocaust, die diese Sichtweise ablehnten. Krondorfer fordert dazu auf, uns unserer Verankerung in der Geschichte unserer Gruppe bewusst zu sein, und bittet uns, den Traumata der anderen mit einer »empathischen Betroffenheit« zu begegnen, die keine Ähnlichkeit konstruiert oder sich einen endgültigen Abschluss vorstellt. Diese Aufforderung ist der Schlüssel zur Überwindung der Vorurteile, die in dieser Literatur enthalten sind. Wenn wir diese Vorurteile aufgeben, erweitert sich unsere Fähigkeit zu bezeugen.

Transgenerationale Figuren und Konstellationen in meiner Vorstellungswelt

Dr. Maurice Apprey:[1]

Eine persönliche Geschichte

Es gibt mehrere *Figuren*, die in meiner Vorstellungswelt eine herausragende Rolle spielen. Da ist die *Figur* eines zurückhaltenden Großvaters, der die Freiheitskämpfer in ihrem Kampf um die Unabhängigkeit von den Briten an der Goldküste, dem heutigen Ghana, in *Strategiefragen* unterrichtete. Da ist die *Figur* einer Großmutter, die so Respekt einflößend und mächtig war, dass ihre zehn Söhne ihr den Spitznamen »Mr. Araba« gaben. Da ist die *Figur* meiner Mutter, die uns beibrachte: »Wenn deine Aufgabe sehr groß ist, machst du alles« [sic]. Da ist die *Figur* eines Vaters, der selbst im Angesicht eines Unglücks lächelte. Dies sind die wichtigsten *Dramatis Personae* meines inneren Lebens.

Die Konstellation und die Einflüsse dieser äußeren Bezugsfelder auf mein inneres Leben halten mich weiterhin psychisch auf Trab. Mein Großvater war derjenige, der mir auf die Schulter klopfte und sagte: »Oma hat heute keine gute Laune. Mach heute bloß keinen Ärger.« Oder: »Heute ist es hier ruhig. Ich habe neue Tennisbälle in der Abstellkammer. Hol sie dir und geh mit deinen Freunden spielen.« Darauf antwortete ich normalerweise: »Ich bin ganz zufrieden, wenn ich hier *allein mit dir* sitze und du deine Zeitung liest.« Ich wusste also um die Fähigkeit, *mit einem Anderen* in und außerhalb von mir *allein zu sein*, bevor ich Winnicott las; ich liebte die Wechselwirkung zwischen den Lektionen, die ich im Laufe meiner Entwicklung gelernt habe, und denen, die später im Leben dazukamen.

1 Maurice Apprey, Dr. med., FIPA, ist emeritierter Professor für Psychiatrie an der Universität von Virginia.

Die Großmutter konnte sowohl disziplinieren als auch Ziel und Richtung vorgeben. Die freiheitsliebende Einstellung meiner Mutter zum Leben hat mir gutgetan. Ich kann mich leicht mit ihr identifizieren und mich an Zeiten in meinem Leben erinnern, in denen ich als Kinder- und Erwachsenenanalytiker arbeitete, an der Lösung ethnonationaler Konflikte im Baltikum nach dem Zusammenbruch der Sowjetunion mitwirkte, in Virginia Assistenzärzte der Psychiatrie unterrichtete und supervidierte, Ausbildungskandidaten der Psychoanalyse in Istanbul und Washington unterrichtete und auch in verschiedenen Positionen als Dekan an einer Universität für die Forschung tätig war. Das Lächeln meines Vaters fügt sich sozusagen in das gemeinsame Trainingslager für Resilienz, das ich aus der Infrastruktur des Vermächtnisses meiner Großeltern und meiner Mutter errichtete. Deshalb konnte ich einen Weg finden, zu trauern und analytisch produktiv zu arbeiten, als meine Frau vor zwei Jahrzehnten von einem Fahrer getötet wurde, der Fahrerflucht beging. Die Arbeit an Wachstumsprozessen und die produktive Arbeit gehen weiter.

Auf einer horizontalen Ebene gibt mir die Verbindung zwischen Großvater und Großmutter die *mutige Besonnenheit,* die ich für die Zusammenarbeit und/oder den Kampf an der Hochschule voller konkurrierender oder feindlicher Interessen brauche und benötige, um mutige Initiativen als Dekan für Afroamerikaner an einer Universität (die ursprünglich von Sklaven gebaut wurde) zu ergreifen, um zukünftige amerikanische Führungspersönlichkeiten, das heißt, europäischstämmige weiße Männer, auszubilden. Seit vier Jahrzehnten habe ich mich an vorderster Front für die Förderung erfolgreicher Integration und grundlegender Veränderungen eingesetzt.

Auf einer vertikalen und transgenerationalen Ebene wurde ich ein ordentlicher Professor und Psychoanalytiker, der sich *hinter verschlossenen Türen für* eine Neustrukturierung der Psyche der Menschen einsetzte, wohingegen mein Großvater im Verborgenen Nationalisten und andere angeleitet hatte.

Was war also meine Aufgabe?

Kapitel 6

Soziale Gerechtigkeit: Konfliktlösung und transgenerationale Studien

Sue Grand

»Geschichte ist – wie auch das Trauma – niemals nur die eigene [...]. Geschichte ist genau die Art und Weise, wie wir in das Trauma des Anderen verflochten sind.« (Caruth, 1995, S. 24; Übers. E. K.)

Der größte Teil dieses Bandes ist den Wunden gewidmet, die in einer psychoanalytischen Behandlung an die Oberfläche treten. Diese persönliche Einschätzung ist wichtig, aber sie wird nie genügen. Jeder, der sich in Psychotherapie befindet, steht für Tausende, nein, Millionen andere Menschen, die kollektiven Traumata ausgesetzt sind. In politischen Konflikten großen Ausmaßes sind transgenerationale Dynamiken allgegenwärtig. Innerhalb und zwischen Gruppen finden alte Wunden ihren Ausdruck in erneuter Zerstörung. Big Histories bösartiger Traumata tauchen in jedem Kapitel dieses Buches auf und schreien nach psychischer *und* kultureller Wiedergutmachung, während gerade in diesem Moment neue Epochen der Gewalt anbrechen. Können Gesellschaften diese Zyklen der Gewalt unterbrechen, indem sie ihre alten Gespenster zur Ruhe bringen? Kann ein transgenerationaler Blickwinkel diesen Prozess fördern? Kollektive Gespenster, nicht betrauerte Geschichten, neu aufbereitete Gewalt, Gedenken und Erinnern sowie die Suche nach Konfliktlösungen – damit beschäftigen sich schwerpunktmäßig Vamik Volkan, Maurice Apprey, Gobodo-Madikizela und andere. Unser letztes Kapitel konzentriert sich auf diese Großgruppenprozesse.

Transgenerationale Literatur impliziert ein Ethos der sozialen Verantwortung. Das Problem des Andersseins ist ein allgemeines Motiv. Psyche und Kultur gelten als miteinander verwoben und Kultur erscheint als »ethisches Labyrinth«. Bei der Lektüre dieser Literatur wird deutlich, dass einige von uns *in einer humanen und gesetzmäßigen* Welt leben, während andere von ihr ausgeschlossen sind. Allzu oft scheint der Zusammenhalt der Gruppe/Familie darauf zu beruhen, im Anderen einen »monströsen Doppelgänger« (Girard, 1977) zu sehen, von dem wir ausgebeutet, missbraucht und als bösartige Eindringlinge betrachtet werden. Um das Gemeinwesen zu säubern, wird Gewalt gegen den Anderen oft sanktioniert. Bemerkenswerterweise sehen sich die meisten Verfolgungsregime selbst als *Opfer* des Anderen, sodass Aggression als Gerechtigkeit legitimiert wird. Unserer Ansicht nach ist dies eine Umkehrung der Wahrheit und eine Perversion von Gerechtigkeit; es handelt sich um eine weitere Form von Gewalt. Aus der transgenerationalen Perspektive von Volkan (2017) entspricht ein solches System einer »Anspruchsideologie«, die eine Restitution für die offenen Wunden einer Kultur anstrebt. Diese alten Wunden können sich über Jahrhunderte zurückverfolgen lassen, auf einen verlorenen Krieg, die Kolonialisierung, die Ermordung geliebter Führer, Völkermord, Hungersnöte, erzwungene Migration und so weiter. Anspruchsideologien unternehmen nicht den Versuch, diese Wunden zu heilen; vielmehr nutzen sie die Geschichte aus, indem sie kompensatorische Rechte auf Reichtum, Herrschaft und Aggression aufrechterhalten. Für diejenigen, die sich von diesen Anspruchsideologien vereinnahmen ließen, stellt die Unterdrückung anderer eine Verführung dar:

> »Diese Rationalisierungsmechanismen sind nicht einmal *verfügbar*, sie sind zuweilen auch *unwiderstehlich*: Die Welt dreht sich um sie, Gewalt ist der Anreiz, die Technik und die moralische Tugend; ohne sie fürchten wir, in den Boden getreten zu werden.« (Frosch, 2019, S. 68; Übers. E. K.)

Allzu oft bereiten Kulturen alte Verletzungen in Form von wiederholter Aggression und Entmenschlichung wieder auf. Aber sie können auch Formen des Gedenkens und der Gerechtigkeit verfolgen, die diese Geister zur Ruhe bringen. Hierbei kann Kultur als *moralisches Drittes* fungieren (Benjamin, 2004): eine rechtmäßige, humane Welt, in der die Würde eines jeden Menschen geachtet wird und Verluste betrauert werden können. Die Wiederherstellung des moralischen Dritten für die Gedemütigten erfordert öffentliche Foren der Wiedergutmachung, der Zeugenschaft und des Bezeugens (Gobodo-Madikizela, 2016; Volkan, 2017). In diesen Foren gibt es *keinen* Zeugen, der *außerhalb* des gemeinsamen sozialen Raums stehen kann. Frosch (2019) spricht in Übereinstimmung mit Rothberg (2019) von uns allen als »beteiligte Zeugen« und erkennt den Kreislauf der Gewalt, aus dem wir ausbrechen müssen:

> »Historische, koloniale und politische Gewalt, die in rassifizierten und genderspezifischen Formen ausgeübt wird, lebt von und mündet in Gewalt, in die Menschen ›verstrickt‹ sind; diese Gewalt, in die Menschen verstrickt sind, wird angestachelt, um die Ziele derjenigen zu unterstützen, die historische, koloniale und politische Gewalt vorantreiben.« (S. 69; Übers. E. K.)

Hamburger (2018) ist ein deutscher Analytiker, der sich in seinen Arbeiten mit den Folgen des Holocaust befasst hat. Seinen Beschreibungen der kulturellen Prozesse schwingen bei denen von Frosch und Apprey mit:

> »Soziale Traumata finden in einem gesellschaftlichen Kontext statt und beziehen somit die umgebende Gesellschaft in den traumatischen Prozess ein, wodurch das Klischee von Opfer und Täter auf die gesamte Gruppe übertragen wird. Dies führt zu einem Prozess der Viktimisierung der Gruppe, aber auch der ›Täterschaft‹.« (S. 110; Übers. E. K.)

Die unbewältigte *kollektive* Vergangenheit – so diese Autoren – ist sowohl die erneute Viktimisierung als auch in die erneute Täterschaft von Großgruppenprozessen eingeschrieben. Wir reinszenieren die Geschichte, weil die Geschichte nie kollektiv anerkannt und betrauert wurde. Wie bereits erwähnt können Gespenster ohne dieses Bezeugen nicht zur Ruhe gebracht werden. Zusätzlich zum individuellen Bezeugen in der Analyse brauchen wir das kollektive Bezeugen *sowohl* unserer Wunden *als auch* unserer Gewalt. Walker (2016) glaubt, dass dieses kollektive Bezeugen dazu beiträgt, festgelegte, starre Gruppenidentitäten aufzugeben, die hartnäckige Konflikte kennzeichnen. Wenn unsere Gruppenidentitäten flexibler sind, neigen wir nach Walker eher zu einer friedlichen kulturellen Transformation, die die *kulturelle* Weiterentwicklung unserer intersubjektiven Fähigkeiten voraussetzt. Auf der Ebene der Großgruppe bezieht sich dies auf die Fähigkeit, »sich selbst so zu sehen, wie andere einen sehen, ohne sich von der Erfahrung, wie man sich selbst sieht, zu distanzieren« (Bromberg, 2006, S. 331; Übers. E.K.). Leider scheinen Kulturen sehr erfahren darin zu sein, eine Psychologie des »Wir gegen die anderen« zu entwerfen, aber unsere Kollektive können hierzu auch das Gegenmittel entwickeln: In Fromms (1958) »revolutionärem Charakter« geht es um die Würde der gesamten Menschheit. Pivnick und Hassinger (2023) rufen in ihrer Studie über historische Wunden und Gruppenkonflikte zu einer »relationalen Bürgerschaft« auf. Wenn Kollektive diesen Wandel vollziehen könnten, würden *die realen Gefahren der Gegenwart* alte Wunden nicht aufreißen. Gruppenaktivierung und Reaktivität würden verringert; die Reaktionen auf tatsächliche Gefahren wären lebensbejahender und überlegter. Fremdbestimmung würde abnehmen. Dies ist das Ziel von Psychoanalytikern, die mit einem transgenerationalen Blick auf große Konflikte schauen.

Alte Traumata, offene Wunden: Das Recyclen von Gewalt

Volkan (z. B. 2017) beschäftigte sich intensiv mit der Lösung von Konflikten in verschiedenen Kulturen und hob hierbei die Identitäten von Großgruppen hervor, über die wir uns alle definieren. Diese Identitäten bleiben – so Volkan – in unserem Leben solange im Hintergrund, bis irgendetwas die Sicherheit der Gruppe bedroht. Zum Zeitpunkt des Verfassens dieses Buches durchlebten die Bürgerinnen und Bürger auf der ganzen Welt die Jahre der COVID-19-Pandemie; sie fühlen sich derzeit bedroht vom Klimawandel, von Flüchtlingskrisen, dem Neofaschismus, wirtschaftlicher Unsicherheit und einer allgemein äußerst problematischen Gefühlslage. Die Sicherheit aller ist bedroht; Millionen von Menschen konzentrieren sich ganz auf die Identität ihrer Großgruppe. Laut Volkan sind sie möglicherweise bereit, alles zu tun, um die Gruppe zu reparieren, zu schützen und zu erhalten. Dies schließt extremen Sadismus oder Masochismus ein, wenn die Mitglieder der Großgruppe glauben, dass dies ihre Identität schützt. In solchen Zeiten werden kleine Differenzen innerhalb einer Gruppe zu einem großen Problem. Gewalt und Unterwerfung können nach außen, aber auch nach innen gegen diejenigen gerichtet sein, die diese geringfügigen Unterschiede erkennen lassen.

Die Theorie von Volkan (2017) ist ein transgenerationaler Ansatz dieser Zusammenbrüche. Seine Argumentation: »Spezifische realistische und/oder mythologisierte historische Ereignisse der Vergangenheit und die mit ihnen verbundenen Helden und Märtyrer« prägen die Identität einer Großgruppe. »Solche historischen Ereignisse können glorifiziert oder als traumatisch eingestuft werden; gewöhnlich geschieht beides« (S. 147; Übers. E. K.). Volkan bezeichnet diese Ereignisse als »ausgewählte Traumata« und »ausgewählte glorreiche Phänomene«. Natürlich wählt niemand ein Trauma aus. Gruppen teilen allerdings mentale Repräsentationen historischer Traumata, die aufgrund von Demütigung, Verlust und Hilflosigkeit durch die Hände des Feindes ertragen wurden. Dies kann sich auf einen verlorenen

Krieg, auf Terroranschläge, Völkermord, Kolonialisierung, Versklavung, die Ermordung verehrter Persönlichkeiten und so weiter beziehen. Kulturen können diesen Ereignissen eine zentrale Bedeutung für ihre Geschichte und die Identität ihrer Gruppe zuschreiben. Aufgrund dieser Bedeutsamkeit für die Gruppenidentität wird ein historisches Trauma als offene Wunde am Leben gehalten. Großgruppen können jahrhundertelang an diesen Ereignissen festhalten. Die Traumata der Vorfahren lebendig zu halten, ist oft eine Kernaufgabe der Gruppe und festigt den Gruppenzusammenhalt. Diese Aufgabe wird als ein Ort des Nationalismus über Generationen hinweg weitergeführt. Ein ausgewähltes glorreiches Ereignis ist eine gemeinsame Darstellung des Stolzes auf die Vergangenheit: ihre Siege, ihre Errungenschaften und ihre Helden. Gelegentlich sind diese miteinander verflochten. Gruppen feiern ausdrücklich ihre ausgewählten glorreichen Ereignisse. Diese Rituale stärken – so Volkan – das kollektive Selbstwertgefühl und befeuern kollektive Ideale. Ausgewählte Traumata rufen die nachfolgenden Generationen zur Restitution, Reparatur und/oder Rache auf. Darin bestehen die von Apprey (2014) beschriebenen transgenerationalen »Aufträge«. Oft sind ausgewählte Traumata und ausgewählte glorreiche Ereignisse in problematische kulturelle Narrative verwoben. Gobodo-Madikizela (2012) schreibt: »Nationale/gemeinschaftliche Helden- und Opfernarrative sind nostalgische Konstruktionen […], die sich an idealisierte Bilder der Vergangenheit klammern« (S. 93; Übers. E. K.).

Anhand von Beispielen aus der Türkei, Estland, dem Irak und den Balkankriegen begibt sich Volkan in die ferne Vergangenheit, um die Ursprünge dieser ausgewählten Traumata ausfindig zu machen. Oft verweisen sie auf demütigende Niederlagen im *Mittelalter*. Kulturen halten diese Erinnerungen oft als *offene Wunden* aufrecht; sie sind nicht in einer *Vergangenheit* angesiedelt, die betrauert und aufgegeben wurde. Diese offenen Wunden werden von charismatischen Führungspersönlichkeiten gerne wieder aufgerissen. Autoritäre Führer schüren gewalttätige Rufe nach Restitution, indem sie aktuelle Stressfaktoren mit historischen Demütigungen verknüpfen. Die affektiven

Aspekte dieser Traumata können für lange Zeiträume, in denen sich die Gruppen sicher fühlen, ruhen. Aber selbst, wenn diese Affekte innerhalb der Gruppe schlummern, bestehen Anspruchsideologien darauf, die historischen Demütigungen ungeschehen zu machen und das Verlorene wiederherzustellen. In diesen Kontexten bedeutet die Wiederherstellung dessen, was »verloren« war, in der Regel die Rückgewinnung von Privilegien und Herrschaft. Für Volkan spiegelt dieses gewaltsame Beharren ein Defizit in der gemeinschaftlichen Trauer wider, eine Unfähigkeit, sich mit dem unwiederbringlichen Verlust zu versöhnen und in der Zeit voranzukommen. Die Organisation dieser Regime basiert auf einem fragilen Gruppennarzissmus und außerdem auf einem feindlichen Anderssein.

Für Volkan sind diese Strukturen sowohl selbstmörderisch als auch mörderisch, sie zerstören sich selbst, während sie Krieg gegen den Anderen führen. Volkan arbeitet mit Gruppen, die miteinander im Konflikt sind, um diese Zyklen zu durchbrechen. Er ruft zu kollektiven Trauerritualen auf, um die Geschichte zu erzählen, die historischen Verluste zu betrauern und die kollektive Demütigung und Wut zu lindern. All dies deckt sich mit der Perspektive von Apprey, den wir zuvor nochmals erwähnten.

Als US-Bürgerinnen sind die Co-Autorinnen täglich Zeuginnen dieses zerstörerischen politischen Theaters. Massenerschießungen sind allgegenwärtig, Kinder werden in Schulen getötet, während die einflussreichen Vertreter der weißen Vorherrschaft auf ihrer »Freiheit« bestehen, Sturmgewehre zu besitzen. In den Vereinigten Staaten gibt es mehr Schusswaffen als Menschen. Ohne Bezugnahme auf unsere koloniale Geschichte der weißen Vertragsknechtschaft und des Wettlaufs der Besitzsklaverei ist es unmöglich, sich einen Reim auf diese Gewalt zu machen. Aber wenn wir uns auf die Kolonialzeit zurückbesinnen, können wir beginnen, diese Verbindung zwischen weißer Freiheit und dem Recht auf Waffenbesitz zu verstehen. In der Kolonialzeit war die körperliche Arbeit brutal. Um Bündnisse und wirksame Aufstände zwischen Afrikanern, Europäern und indigenen Völkern zu verhindern, schufen die Siedler willkürliche

Rassenkategorien. Sie gewährten armen weißen Vertragsbediensteten einige soziale Privilegien und schürten deren Feindseligkeit gegenüber ihren schwarzen Kohorten. So konnten Weiße ein Gewehr erhalten, sobald sie endgültig in die Freiheit entlassen wurden. Gewehre befähigten zur Jagd und zum Selbstschutz. Als Zeichen weißer Dominanz wurden sie auch benutzt, um die gedemütigte Wut auf den rassifizierten Anderen zum Ausdruck zu bringen. Schusswaffen in den Händen schwarzer Sklaven oder schwarzer freier Menschen waren nie erlaubt. In den Vereinigten Staaten wurde diese erbärmliche Vorgeschichte der Vertragsknechtschaft aus dem weißen amerikanischen Nationalismus getilgt, aber ihre tiefsitzende Nachwirkung scheint weiter zu bestehen; ein positiver Beleg hierfür ist Alfords Einschätzung, dass »die westliche Idee von Freiheit eine Abwehr narzisstischer Erniedrigung ist« (Drichel, 2018, S. 361; Übers. E. K.).

Das Löschen der weißen Versklavung aus der Geschichte bedeutet, dass die Weißen keine Erinnerung an ihre eigene Versklavung *durch* schwarze und indigene Sklaven haben, keine Erinnerung an Zugehörigkeit, Verwandtschaft, gegenseitige Fürsorge und gegenseitige Empörung, bevor die Sklavenhaltung rassistisch wurde (siehe auch Gump, 2010, 2017). Gaztambide (2019) bezieht sich auf den Harlem-Renaissance-Aktivisten William Pickens und schreibt:

> »Pickens entwickelte die Theorie, dass ›die Weißen ihre historische Freundschaft mit den Schwarzen verdrängt haben‹, indem er behauptete, ein Über-Ich stünde als Wachhund zwischen bewusstem Hass und unbewusster Libido (Liebe), der die affektiven Bindungen an ihre Mitmenschen aufgrund ihrer Hautfarbe trennt und sie durch ›abnormale Verhaltensweisen wie Massenausschreitungen und Lynchjustiz‹ ersetzt.« (S. 91; Übers. E. K.)

Diese Flucht vor der Erinnerung an die weiße Vertragsknechtschaft, und das Gegenmittel dafür, erklärt nicht nur die fehlende Empathie angesichts der schwarzen Sklaverei, sie erklärt auch – wie Gump (2017) meint – die Leidenschaftlichkeit der amerikanischen Waffenkultur. Diese vergessene Kolonialgeschichte wurde von einer weiteren Epoche ausgewählter Traumata und ausgewählter glorreicher Ereignisse überlagert: dem amerikanischen Bürgerkrieg in der Mitte des 19. Jahrhunderts. Dieser Krieg wurde zwischen den Gegnern der Sklaverei im Norden und den Befürwortern der Sklaverei im Süden geführt; der Norden gewann und die Sklaverei wurde verboten. Die Plantagenwirtschaft wurde dezimiert. Der Süden wird immer noch von seiner demütigenden Niederlage und den Mythen über seine heldenhafte und edle Sache geprägt. Die Vertreter der weißen Vorherrschaft hissen noch immer die Flagge der Konföderierten aus diesem Krieg und bestehen darauf, dass »der Süden wieder auferstehen wird«. In dieser Geschichte üben Demütigung und berechtigte Wut eine stets bereite, anziehende Wirkung aus, die die neonazistische Wende in der amerikanischen Demokratie begünstigt.

Diese Situation ist einzigartig in der Geschichte des weißen Amerika, aber mit ihrer Struktur sind wir überall auf der Welt vertraut. Phallische Gewalt als Gegenmittel gegen ausgewählte Traumata und die Wiederbelebung ausgewählter glorreicher Ereignisse: Sie führte zu Überfällen auf indigene Bevölkerungen und trug zur Tötung der Rohingya in Myanmar, der Verfolgung von Muslimen in Indien und dem russischen Krieg gegen die Ukraine bei.

Offene Wunden und die transgenerationale Zukunft

Im Gegensatz zu Apprey, Volkan und anderen, die auf die transgenerationale Vergangenheit blicken, um gegenwärtige Gewalt zu erklären, befasst sich Gobodo-Madikizela (2012, 2016) mit jüngsten Inszenierungen, die auf eine gewalttätige generationenübergreifende *Zukunft* hindeuten. Die Autorin, eine schwarze südafrikanische Psychologin, arbeitete mit der dortigen Wahrheits- und Versöhnungskommission (Truth and Reconciliation Commission) zusammen. Sie beobachtete Mädchen in einem Township, die unter der Apartheid litten, und wurde dadurch Zeugin einer Traumaweitergabe *in vivo* (Gobodo-Madikizela, 2016). In diesem brutalen Regime wurden schwarze Widerstandskämpfer ermordet und gefoltert. Als Reaktion darauf wurden diejenigen, die als Polizeispitzel beschuldigt wurden, mit der Justiz des Mobs konfrontiert. Ein Reifen wurde mit Benzin übergossen, um den Hals des Beschuldigten gelegt und dann angezündet. Die Menge tanzte um den brennenden Körper des Denunzianten, einige sangen, bis das Opfer starb. Diese »necklace murders« [»Necklacing«; Anm. E. K.] fanden in den 1980er-Jahren statt; diese Epoche war vorbei, bevor diese Mädchen geboren wurden. Im Jahr 1996 beobachtete die Autorin kleine Mädchen, die herumtanzten und lachten, als ihre Anführerin das »necklace«-Spiel begann. Grausamkeit wird zum Vergnügen und der Tod wird zum Fest:

> »Sie schlug mit ihren Armen um sich, schrie in gespielter Angst, als würde sie von einer imaginären Menge herumgeschubst und verprügelt, schwankte zurück und bettelte mit weit aufgerissenen Augen – um ihre Angst vorzutäuschen – um Gnade. Dann tauschte sie die Rolle und spielte jemanden, der weggeht, um Benzin zu holen, anschließend spielte sie eine andere Person, die Streichhölzer anbietet [...]. Als die imaginären Flammen sie verschlangen, warf sie ihre Arme wild in die Luft. ›Jetzt singt und klatscht in die Hände und tanzt, ich sterbe‹, sagte sie. Ihre Freundinnen begannen um ihren ›Körper‹ herum in einem disharmonischen Rhythmus zu klatschen. Allmählich verebbten die hohen Schreie des Mädchens. Von den Flammen verzehrt, ließ sie sich langsam zu Boden sinken und ›starb‹.« (S. 1f.; Übers. E. K.)

Hier beobachtet Gobodo-Madikizela, wie diese Mädchen Grausamkeiten aufführen, um ein *unbekanntes* Trauma ihrer Vorfahren zu bezeugen. Sie trauert und stellt sich eine Zukunft vor, die von Hass und Gewalt gezeichnet ist. Was sie antizipiert, haben sowohl Apprey als auch Volkan retrospektiv untersucht. Die beiden Autoren arbeiten psychoanalytisch an periodisch wiederkehrenden Randgebieten von Konflikten und versuchen, Geschichte zu heilen.

Über Hoffnung und die Reparatur der Geschichte

Den genannten Autoren schließen sich einer Vielzahl praktizierender Therapeutinnen und Therapeuten an, die psychodynamisch arbeiten und sich für soziale Gerechtigkeit einsetzen. Für Apprey, Volkan und Gobodo-Madikizela bildet die transgenerationale Sichtweise einen besonderen Schwerpunkt. Dies entspricht dem Bedürfnis von Kollektiven, ihre historischen Traumata *nicht als offene Wunden, die nach Wiedergutmachung verlangen,* zu erzählen, sondern vielmehr durch Prozesse des Gedenkens und der gegenseitigen Fürsorge, die das *Trauern* erleichtern, weiterzugeben. Ein solcher Trauerprozess ermöglicht eine Identifikation mit der Gruppe, die nicht durch ausgewählte Traumata und Anspruchsideologien definiert wird. Dadurch würden wir weniger häufig unseren historischen Feind auf einen gegenwärtigen Anderen projizieren. An diesem Thema hat Volkan überall auf der Welt gearbeitet. Wenn dieser kollektive Trauerprozess stattfindet, ist es für Kulturen einfacher, die Intersubjektivität ihrer Bürger zu fördern, die Verfolgten anzuerkennen und sich um sie zu kümmern. Für Gobodo-Madikizela (und für viele andere) müssen diese kulturellen Veränderungen in ein kreatives Übereinkommen mit denjenigen eingebettet sein, die das Leid zugefügt haben. Hierzu könnten eine rigorose Empathie gegenüber denen, die Leid verursacht haben, sowie die Anerkennung unserer eigenen Mitschuld an der Gewalt gehören – so der Vorschlag von Walker (2016).

Zu lange beruhten die westlichen Rechtssysteme grundsätzlich auf ausgleichender Gerechtigkeit. Es handelt sich hierbei um Strafsysteme, bei denen das Gesetz eine Strafe durch Inhaftierung oder Todesurteil vorsieht (oder allzu oft nicht vorsieht). Diese Systeme sind selten gerecht. Wie Herman (2023) feststellt, nehmen diese Systeme wenig Rücksicht auf die Bedürfnisse der Opfer und enttäuschen häufig die Machtlosen. Justizsysteme, die auf dem Gedanken der Vergeltung beruhen, befassen sich nicht mit der moralischen Wiedergutmachung des Täters oder mit der sozialen Gesundheit von Kollektiven. Haftbedingungen rufen – wie James Gilligan (1996) feststellt – allzu oft nicht Schuldgefühle, sondern Scham hervor und Scham entfacht erneut Gewalt. Gobodo-Madikizela und viele andere fordern flexiblere Formen vorläufiger und transformativer Gerechtigkeit. Diese Formen der Gerechtigkeit konzentrieren sich auf die Stimmen und die Bedürfnisse der Opfer (Herman, 2023). Sie fordern Akte der Wiedergutmachung und versuchen Schuldbewusstsein und Reue bei den Tätern zu wecken. Gobodo-Madikizela plädiert für das, was Brooks (2019) ein »Sühnemodell« nennt:

> »Sühne beinhaltet allerdings viel mehr als das Angebot einer Entschuldigung. Sie erfordert auch eine Wiedergutmachung, das heißt, eine Reparatur oder Reparaturen, die der Gräueltat angemessen sind. Für die Sühne sind Reparaturen unerlässlich, denn sie machen Entschuldigungen glaubwürdig. Sie verwandeln die Worte der Entschuldigung in eine bedeutungsvolle, materielle Realität und tragen so dazu bei, den durch die Gräueltat verursachten Schaden zu beheben und sicherzustellen, dass die Gräueltat nicht wiederholt wird.« (S. 142f.; Übers. E. K.)

Diese Bemühungen betonen die Rechenschaftspflicht, ohne den Täter auszugrenzen oder zu entmenschlichen. Wenn dies funktioniert, so handelt es sich um eine Prophylaxe gegen Rache. Weltweit befinden sich diese Rechtssysteme in der Versuchsphase. Die genannten Experimente ersetzen nicht unbedingt die Inhaftierung der Personen, die ins Gefängnis gehören, aber sie würden die Anzahl der Inhaftierten stark verringern. Dies sind insbesondere für westliche Kulturen radikale Veränderungen. Aber sie machen Hoffnung, dass wir die Geschichte reparieren und uns von ihren Wiederholungen befreien können. Um diese Arbeit zu erledigen, um die Welt zu heilen, brauchen wir engagierte Therapeutinnen und Therapeuten, die psychodynamisch arbeiten und einen transgenerationalen Blick einnehmen.

Literatur

Abraham, N. & Torok, M. (1994). *The shell and the kernel: Renewals of psychoanalysis. Hrsg. und übers. von* N. Rand. London: University of Chicago Press.

Ainsworth, M. D. (1982). Attachment: Retrospect and prospect. In: C. M. Parkes & J. Stevenson-Hinde (Hrsg.). *The place of attachment in human behavior* (S. 3–30). London: Tavistock.

Alpert, J. L. (2001). No escape when the past is endless. *Psychoanalytic Psychology, 18*(4), 729–736.

Alpert, J. L. (2017). Enduring mothers, enduring knowledge: On rape and history. In: J. Salberg & S. Grand (Hrsg.). *Wounds of history: Repair and resilience in the transgenerational transmission of trauma* (S. 149–162). London: Routledge.

Altounian, J. (1999). Putting into words, putting to rest, and putting aside the ancestors. *International Journal of Psychoanalysis, 80*(3), 439–448.

Amir, D. (2012). The inner witness. *International Journal of Psychoanalysis, 93*(4), 879–896.

Amir, D. (2016). Hermetic narratives and false analysis: A unique variant of the mechanism of identification with the aggressor. *Psychoanalytic Review, 103*(4), 539–549.

Apprey, M. (1999). Reinventing the self in the face of received transgenerational hatred in the African American community. *Journal of Applied Psychoanalytic Studies, 1*(2), 131–143.

Apprey, M. (2003). Repairing history: Reworking transgenerational trauma. In: D. Moss (Hrsg.). *Hating in the first-person plural* (S. 3–29). New York: Other Press.

Apprey, M. (2006). Difference and the awakening of wounds in intercultural psychoanalysis. *Psychoanalytic Quarterly, 75*(1), 73–94.

Apprey, M. (2014). A pluperfect errand: A turbulent return to beginnings in the transgenerational transmission of destructive aggression. *Journal of Free Association, 66*, 15–28.

Apprey, M. (2017). Representing, theorizing and reconfiguring the concept of transgenerational haunting in order to facilitate healing. In: S. Grand & J. Salberg (Hrsg.). *Transgenerational trauma and the other: Dialogues across history and difference* (S. 16–38). London: Routledge.

Aron, L. (1996). *A meeting of minds: Mutuality in psychoanalysis.* El Dorado Hills: The Analytic Press.

Aron, L. (2003). The paradoxical place of enactment in psychoanalysis: Introduction. *Psychoanalytic Dialogues, 13*, 623–631.

Aron, L. (2006). Analytic impasse and the third: Clinical implications of intersubjectivity theory. *International Journal of Psychoanalysis, 87*, 349–368.

Aron, L. & Starr, K. (2013). *A psychotherapy for the people: Toward a progressive psychoanalysis*. London: Routledge.

Bacciagaluppi, M. (1993). Ferenczi's influence on Fromm. In: L. Aron & A. Harris (Hrsg.). *The Legacy of Sandor Ferenczi* (S. 185–198). El Dorado Hills: The Analytic Press.

Balint, M. (2019). Therapeutische Aspekte der Regression. Die Theorie der Grundstörung. Stuttgart: Klett-Cotta. Engl.: Balint, M. (1968/1979). *The basic fault: Therapeutic aspects of regression*. New York: Brunner Mazel.

Baranger, W., Baranger, M., & Mom, J. M. (1998). The infantile psychic trauma from us to Freud: Pure trauma, retroactivity and reconstruction. *International Journal of Psychoanalysis*, *69*, 113–128.

Bar-On, D. (1999). *The indescribable and the undiscussable: Reconstructing the human discourse after trauma*. Budapest: Central European University Press.

Bass, A. (2003). »E« enactments in psychoanalysis: Another medium, another message. *Psychoanalytic Dialogues*, *13*, 657–675.

Beauvoir, S. de. (2000). Das andere Geschlecht. Reinbek: Rowohlt. Engl.: Beauvoir, S. de. (1949). *The second sex. Übers. von* H. M. Parshley. New York: Vintage Books.

Beebe, B. & Lachmann, F. M. (2014). *The origins of attachment: Infant research and adult treatment*. London: Routledge.

Beebe, B., Rustin, J., Sorter, D., & Knoblauch, S. (2003). Symposium on intersubjectivity in infant research and its implications for adult treatment. III. An expanded view of forms of intersubjectivity in infancy and its application to psychoanalysis. *Psychoanalytic Dialogues*, *13*(6), 805–841.

Benjamin, J. (1990). Die Fesseln der Liebe. Psychoanalyse, Feminismus und das Problem der Macht. Frankfurt a. M.: Klostermann. Engl.: Benjamin, J. (1988). *The bonds of love*. New York: Pantheon Books.

Benjamin, J. (2006). Tue ich oder wird mir angetan? Ein intersubjektives Triangulierungskonzept. In: Altmeyer, M. & Thomä, D. (Hrsg.) (2006). *Die vernetzte Seele. Die intersubjektive Wende in der Psychoanalyse* (S. 65–104). Stuttgart: Klett-Cotta. Engl.: Benjamin, J. (2004). Beyond doer and done to: An intersubjective view of thirdness. *Psychoanalytic Quarterly*, *73*, 5–46.

Benjamin, J. (2009). A relational psychoanalysis perspective on the necessity of acknowledging failure in order to restore the facilitating and containing features of the intersubjective relationship (the shared third). *International Journal of Psychoanalysis*, *90*, 441–450.

Benjamin, J. (2016). Moving beyond violence. In: P. Gobodo-Madikizela (Hrsg.). *Breaking intergenerational cycles of repetition* (S. 71–60). Mountain View: Creative Commons.

Benjamin, J. (2018). *Beyond doer and done to: Recognition theory, intersubjectivity and the third.* London: Routledge.

Bergmann, M. S. & Jucovy, M. E. (1982). *Generations of the Holocaust.* New York: Basic Books.

Bloch, O. (2017). Dialogues in no man's land. In: S. Grand & J. Salberg (Hrsg.). *Transgenerational trauma and the other: Dialogues across history and difference* (S. 120–143.). London: Routledge.

Boulanger, G. (2008). Witness to reality: Working psychodynamically with survivors of terror. *Psychoanalytic Dialogues, 18*(5), 638–657.

Boulanger, G. (2018). When is vicarious trauma a necessary therapeutic tool? *Psychoanalytic Psychology, 35*, 60–69.

Bowers, M. E. & Yehuda, R. (2016). Intergenerational transmission of stress in humans. *Neuropsychopharmacology, 41*, 232–244.

Bowlby, J. (1975). Bindung und Verlust. Bd.1: Bindung. München: Kindler. Engl.: Bowlby, J. (1965). *Attachment and loss: Attachment* (Vol. 1). *New York:* Basic Books.

Bowlby, J. (1976). Bindung und Verlust. Bd. 2: Trennung. München: Kindler. Engl.: Bowlby, J. (1973). *Separation: Anxiety and anger* (Vol. 2). *New York:* Basic Books.

Bowlby, J. (1983). Bindung und Verlust. Bd. 3: Verlust. Frankfurt a. M.: Fischer. Engl.: Bowlby, J. (1980). *Loss: Sadness and depression* (Vol. 3). London: Hogarth Press.

Brave Heart, M. Y. H. (1998). The return to the sacred path: Healing the historical trauma response among the Lakota. *Smith College Studies in Social Work, 68*(3), 287–305.

Brave Heart, M. Y. H., Yellow Horse, M., Chase J., Elkins, J., & Altschulz, D. (2017). Historical trauma among indigenous people of the Americas: Concepts, research and clinical considerations. In: J. Salberg & S. Grand (Hrsg.). *Wounds of history: Repair and resilience in the transgenerational transmission of trauma* (S. 250–267). London: Routledge.

Brickman, C. (2018). *Race in psychoanalysis: Aboriginal populations in the mind.* London: Routledge.

Brodkin, K. (2010). *How Jews became white folks and what that says about race in America.* New Brunswick, NJ: Rutgers University Press.

Bromberg, P. M. (1991). On knowing one's patient inside out: The aesthetics of unconscious communication. *Psychoanalytic Dialogues, 1*, 399–422.

Bromberg, P. M. (2001). *Standing in the spaces: Essays on clinical process, trauma, and dissociation.* El Dorado Hills: The Analytic Press.

Bromberg, P. M. (2003). One need not be a house to be haunted: On enactment, dissociation, and the dread of »not-me« – A case study. *Psychoanalytic Dialogues, 13*, 689–709.

Bromberg, P. M. (2006). *Awakening the dreamer: Clinical journeys.* El Dorado Hills: The Analytic Press.

Bromberg, P. M. (2011). *The shadow of the tsunami and the growth of the relational mind*. London: Routledge.

Brooks, D. (2019, 7. März). The case for reparations: A slow convert to the cause. *New York Times*.

Buber, M. (2008). Ich und Du. Stuttgart: Reclam. Engl.: Buber, M. (1923). *I and thou. Übers. von* W. Kaufman. New York: Charles Scribner and Sons.

Bucci, W. (2007). Dissociation from the perspective of multiple code theory – Part II: The spectrum of dissociative processes in the psychoanalytic relationship. *Contemporary Psychoanalysis, 43*(3), 305–326.

Butler, J. (2010). Raster des Krieges. Frankfurt a. M.: Campus. Engl.: Butler, J. (2009). Frames of War. London: Verso.

Caruth, C. (1995). *Unclaimed experience: Trauma, narrative, and history*. Baltimore: Johns Hopkins University Press.

Coates, S. (2004a). John Bowlby and Margaret S. Mahler: Their lives and theories. *Journal of the American Psychoanalytical Association*, 52, 571–601.

Coates, S. (2004b). The role of maternal state in mediating trauma and resilience in preschool children after September 11. Paper presented to the Jewish Board of Family and Children Services.

Coates, S. (2012). The child as traumatic trigger: Discussion of Laurel Silber's »Ghostbusting transgenerational processes.« *Psychoanalytic Dialogues*, 22, 123–128.

Coates, S. (2016). Can babies remember trauma? Symbolic forms of representation in traumatized infants. *Journal of the America Psychoanalytic Association*, 64, 751–776.

Cournut, J. (2010). Poor men – or why men are afraid of women. In: D. Birksted-Breen, S. Flanders, & A. Gibeault (Hrsg.). *Reading French psychoanalysis* (S. 601–622). London: Routledge.

Curry, A. (1972). *Bringing of forms*. Dustbooks.

Danieli, Y. (1998). *International handbook of multigenerational legacies of trauma*. Heidelberg: Springer.

Davies, J. M. & Frawley, M. G. (1994). *Treating the adult survivor of childhood sexual abuse: A psychoanalytic perspective. New York:* Basic Books.

Davoine, F. (2007). The characters of madness in the talking cure. *Psychoanalytic Dialogues*, 17, 627–638.

Davoine, F. & Gaudillière, J. M. (2004). *History beyond trauma: Whereof one cannot speak, thereof one cannot stay silent. New York:* Other Press.

Derrida, J. (1983). Grammatologie. Frankfurt a. M.: Suhrkamp. Engl.: Derrida, J. (1967). *Of grammatology*. Baltimore: Johns Hopkins University Press.

Douglass, F. (1845). *Narrative of the life of Frederick Douglass*. New York: Anti-Slavery Office.

Drichel, S. (2018). The disaster of colonial narcissism. *American Imago, 75*, 329–364.

Duran, E., Duran, B., Brave Heart, M. Y. H., & Horse-Davis, S. Y. (1998). Healing the American Indian soul wound. In: Y. Danieli (Hrsg.). *The international handbook of multigenerational legacies of trauma* (S. 341–355). New York: Plenum.

Eckstaedt, A. (1982). A victim of the other side. In: M. S. Bergman & M. E. Jacovy (Hrsg.). *Generations of the Holocaust* (S. 197–229). New York: Basic Books.

Eigen, M. (1996). *Psychic deadness*. New York: Jason Aronson.

Ellenberger, H. (1970). *The discovery of the unconscious: The history and evolution of dynamic psychiatry*. New York: Basic Books.

Ensler, E. (2019). *The apology*. London: Bloomsbury Publishing.

Epstein, H. (1979). *Children of the Holocaust: Conversations with sons and daughters of survivors*. New York: Putnam.

Faimberg, H. (1996). Listening to listening. *International Journal of Psychoanalysis, 77*, 667–677.

Faimberg, H. (1998). The telescoping of generations: Genealogy of certain identifications. *Contemporary Psychoanalysis, 24*, 99–117.

Faimberg, H. (2009). Teleskoping. Die intergenerationelle Weitergabe narzisstischer Bindungen Frankfurt a. M.: Bradnes & Apsel. Engl.: Faimberg, H. (2005). *The telescoping of generations: Listening to the narcissistic links between generations*. London: Routledge.

Fairbairn, R. G. (1944). Endopsychic structures considered in terms of object-relationships. In: *An object relations theory of the personality* (S. 82–136). New York: Basic Books.

Fanon, F. (1981). Die Verdammten dieser Erde. Frankfurt a. M.: Suhrkamp. Engl.: Fanon, F. (1963/2004). *The wretched of the earth.Übers. von* R. Philcox. New York: Grove Press.

Felman, S. (1995). The return of the voice: Claude Lanzmann's Shoah. In: S. Felman & D. Laub (Hrsg.). *Testimony: Crises of witnessing in literature, psychoanalysis and history* (S. 204–284). London: Routledge.

Felman, S. & Laub, D. (1992). *Testimony: Crises of witnessing in literature, psychoanalysis and history*. London: Routledge.

Ferenczi, S. (1916/1917). Two types of war neuroses. In: J. Rickman (Hrsg.). *Further contributions to the theory and technique of psychoanalysis* (S. 124–141). New York: Brunner Mazel.

Ferenczi, S. (1970–1972). Zur Begriffsbestimmung der Introjektion. In: M. Balint (Hrsg). Schriften zur Psychoanalyse. Frankfurt a. M.: S. Fischer. Engl.: Ferenczi, M. (1926). On the definition of introjection. In: M. Balint (Hrsg.). *Final contributions to the problems and methods of psychoanalysis* (S. 316–318). London: Karnac Press.

Ferenczi, S. (1929). Das unwillkommene Kind und sein Todestrieb. Internationale Zeitschrift für Psychoanalyse,15(2–3), 149–153. Engl.: Ferenczi, S. (1929). The unwelcome child and his death instinct. In: M. Balint (Hrsg.). *Final contributions to the problems and methods of psychoanalysis* (S. 102–107). London: Karnac Press.

Ferenczi, S. (2013). Das klinische Tagebuch. Gießen: Psychosozial. Engl.: Ferenczi, S. (1932/1995). *The clinical diary of Sandor Ferenczi.* Hrsg. von J. Dupont, übers. von M. Balint & N. Z. Jackson). Cambridge: Harvard University Press.

Ferenczi, S. (1933). Sprachverwirrung zwischen den Erwachsenen und dem Kind. Psyche. Zeitschrift für Psychoanalyse, 21(4), 1967. Ferenczi, S. (1933/1949). Confusion of tongues between the adult and the child. *International Journal of Psychoanalysis, 30*, 225–230.

Fogelman, E. (1991). Mourning without graves. In: A. Medvene (Hrsg.), *Storms and rainbows: The many faces of death* (S. 25–43). Baltimore: Lilith Press.

Fonagy, P. (2018). Bindungstheorie und Psychoanalyse. Stuttgart: Klett-Cotta. Engl.: Fonagy, P. (1999a). *Attachment theory and psychoanalysis.* New York: Guilford Press.

Fonagy, P. (1999b). The transgenerational transmission of Holocaust trauma: Lessons learned from the analysis of an adolescent with obsessive compulsive disorder. *Attachment and Human Development*, 1(1), 92–114.

Fonagy, P., Gergely, G., Jurist, E. & Target, M. (2018). Affektregulierung, Mentalisierung und die Entwicklung des Selbst. Stuttgart: Klett-Cotta. Engl.: Fonagy, P., Gergely, G., Jurist, E., & Target, M. (2005). *Affect regulation, mentalization and the development of the self. New York:* Other Press.

Fox, N. (2021). *After genocide: Memory and reconciliation in Rwanda.* Madison: University of Wisconsin Press.

Fraiberg, S., Adelson, E. & Shapiro, V. (1975). Ghosts in the nursery: A psychoanalytic approach to the problems of impaired infant-mother relationships. *Journal of the American Academy of Child and Adolescent Psychiatry, 14*, 387–421.

Freud, S. (1912). Zur Dynamik der Übertragung. GW., Bd. 8, S. 364–374. Engl.: Freud, S. (1912). The dynamics of transference. In: J. Strachey (Hrsg. & Übers.). *The standard edition of the complete psychological works of Sigmund Freud* (Vol. 12, pp. 312–322). London: Hogarth Press.

Freud, S. (1917). Trauer und Melancholie. GW., Bd. 10, S. 428–446. Engl.: Freud, S. (1917). Mourning and melancholia. In: J. Strachey (Hrsg. & Übers.). *The standard edition of the complete psychological works of Sigmund Freud* (Vol. 14, pp. 237–258). London: Hogarth Press.

Freud, S. & Breuer, J. (1895). Studien über Hysterie. GW. Bd. 1, S. 75–312. Engl.: Freud, S. & Breuer, J. (1895). Studies in hysteria. In: J. Strachey (Hrsg. & Übers.). *The standard edition of the complete psychological works of Sigmund Freud* (Vol. 2). London: Hogarth Press.

Frie, R. (2011). Irreducible cultural contexts: German Jewish experience, trauma and identity in a bilingual analysis. *International Journal of Psychoanalytic Self Psychology*, 6, 136–158.

Frie, R. (2019). History's ethical demand: Memory, denial and responsibility. *Psychoanalytic Dialogues, 29*(2), 122–142.

Fromm, E. (1983). Psychoanalyse und Religion. Stuttgart: DVA. Engl.: Fromm, E. (1958). *Psychoanalysis and religion*. New Haven: Yale University Press.

Frosch, S. (2019). *Those who come after: Postmemory, acknowledgment and forgiveness*. Basel: Springer.

Gampel, Y. (2019). Trans-generational fallout. In: I. Brenner (Hrsg). *The Handbook of Psychoanalytic Holocaust Studies*. London: Routledge.

Gaztambide, D. J. (2019). *A people's history of psychoanalysis: From Freud to liberation psychology*. Lanham: Lexington Books.

Gentile, K. (2017). Collectively creating conditions for emergence. In: J. Salberg & S. Grand (Hrsg.). *Wounds of history: Repair and resilience in the transgenerational transmission of trauma* (S. 169–188). London: Routledge.

Gerson, S. (2009). When the third is dead: Memory, mourning, and witnessing in the aftermath of the Holocaust. *International Journal of Psychoanalysis, 90*, 1341–1357.

Gilligan, J. (1996). *Violence*. New York: Putnam.

Gilman, S. L. (1994). Freud, Identität und Geschlecht. Frankfurt a. M.: Fischer. Engl.: Gilman, S. L. (1993). *Freud, race and gender*. Princeton: Princeton University Press.

Girard, R. (2012). Das Heilige und die Gewalt. Stuttgart/Ostfildern: Patmos Verlag. Engl.: Girard, R. (1977). *Violence and the sacred*. Baltimore: Johns Hopkins University Press.

Gobodo-Madikizela, P. (2012). Remembering the past: Nostalgia, traumatic memory and the legacy of apartheid. *Journal of Peace Psychology, 18*(3), 252–267.

Gobodo-Madikizela, P. (Hrsg.) (2016). *Breaking intergenerational cycles of repetition*. Mountain View: Creative Commons.

Goodman, D. (2012). *The demanded self: Levinasian ethics and identity in psychology. Reverberations and traces of the Holocaust*. Pittsburgh: Duquesne University Press.

Grand, S. (2000). *The reproduction of evil: A clinical and cultural perspective*. El Dorado Hills: The Analytic Press.

Grand, S. (2009). *The hero in the mirror: From fear to fortitude*. London: Routledge.

Grand, S. (2014). Skin memories: On race, love and loss. *Psychoanalysis, Culture and Society, 19*(3), 232–250.

Grand, S. (2015). Circles of witnessing: On hope and atrocity. *ContemporaryPsychoanalysis, 51*(2), 262–275.

Grand, S. (2018a). The other within: White racial shame and the Native American genocide. *Contemporary Psychoanalysis, 54*(1), 84–102.

Grand, S. (2018b). Trauma as radical inquiry. In: L. Aron, S. Grand & J. Slochower (Hrsg.). *Decentering relational theory: A comparative critique* (S. 5–27). London: Routledge.

Grand, S. (2019). Excitations of vengeance: The »we-ness« of history. *Psychoanalytic Dialogues, 29*(2), 143–150.

Grand, S. & Salberg, J. (Hrsg.) (2015). The evolution of witnessing: Emergent relational trends in Holocaust studies. *Contemporary Psychoanalysis, 51*(2), 185–194.

Green, A. (1972). The dead mother. *Psyche, 47*(3), 205–240.

Grotstein, J. S. (1990). Nothingness, meaninglessness, chaos and the »black hole«. *Contemporary Psychoanalysis, 3*, 377–408.

Grubrich-Simitis, I. (1984). Extreme traumatization as cumulative trauma: Psychoanalytic investigations of the effects of concentration camp experiences on survivors and their children. *Psychoanalytic Study of the Child, 36*, 415–450.

Gump, J. (2000). A white therapist, an African American patient: Shame in the therapeutic dyad. *Psychoanalytic Dialogues, 10*, 619–632.

Gump, J. (2010). Reality matters: The shadow of trauma on African American subjectivity. *Psychoanalytic Psychology, 27*(1), 42–54.

Gump, J. (2017). The endurance of slavery's traumas and truths. In: S. Grand & J. Salberg (Hrsg.). *Transgenerational transmission and the other: Dialogues across history and difference* (S. 102–119). London: Routledge.

Guntrip, H. (1969). *Schizoid phenomena, object relations and the self.* New York: International Universities Press.

Guralnik, O. (2014). The dead baby. *Psychoanalytic Dialogues, 24*(2), 129–145.

Guralnik, O. (2016). Sleeping dogs: Psychoanalysis and the sociopolitical. *Psychoanalytic Dialogues, 26*(6), 665–663.

Hachikian, E. V. (2017). Growing up Armenian. In: J. Salberg & S. Grand (Hrsg.). *Wounds of history: Repair and resilience in the transgenerational transmission of trauma* (S. 268–286). London: Routledge.

Hamburger, A. (2018). After Babel: Teaching psychoanalysis on a former battlefield – experiences in an international research network. *International Forum of Psychoanalysis, 27*(20), 105–113.

Hammerich, B., Pfafflin, J., Pogany, P., Siebert, E., & Sonntag, B. (2016). Handing down the Holocaust in Germany: A reflection on the dialogue between second generation descendants of perpetrators and survivors. In: P. Gobodo-Madikizela (Hrsg.), *Breaking intergenerational cycles of repetition* (S. 247–265). Mountain View: Creative Commons.

Harris, A. (2006). Ghosts, unhealable wounds, and resilience: Commentary on papers by Sandra Silverman and Maureen Murphy. *Psychoanalytic Dialogues, 16*, 543–551.

Harris, A. (2007). Analytic work in the bridge world: Commentary on paper by Francoise Davoine. *Psychoanalytic Dialogues, 17*, 659–669.

Harris, A. (2012). The house of difference: White silence. *Studies in Gender and Sexuality, 13*, 197–216.

Harris, A. (2014). Discussion of Slade's »Imagining fear«. *Psychoanalytic Dialogues, 24*, 267–276.

Harris, A., Kalb, M. & Klebanoff, S. (2016). *Ghosts in the consulting room: Echoes of trauma in psychoanalysis*. London: Routledge.

Hassinger, J. (2014). Twenty first century living color: Racialized enactments in psychoanalysis. *Psychoanalysis, Culture and Society, 19*(4), 337–360.

Hedgepeth, S. M. & Saidel, R. G. (2010). *Sexual violence against Jewish women during the Holocaust*. Chicago: Chicago University Press.

Herman, J. L. (1992). *Trauma and recovery: The aftermath of violence from domestic abuse to political terror*. New York: Basic Books.

Herman, J. L. (2023). *Truth and repair: How trauma survivors envision justice*. New York: Basic Books.

Hesse, E., Main, M., Abrams, K. Y. & Rifkin, A. (2003). Unresolved states regarding loss or abuse can have »second-generation« effects: Disorganized, role-inversion and frightening ideation in the offspring of traumatized non-maltreating parents. In: D. J. Siegel & M. F. Solomon (Hrsg.). *Healing trauma: Attachment, mind, body and brain* (S. 57–106). New York: Norton.

Holmes, D. (2006). The wrecking effects of race and social class on self and success. *Psychoanalytic Quarterly, 76*(1), 215–236.

Holmes, D. (2012). Racial transference reactions in psychoanalytic treatment. In: S. Akhtar (Hrsg.). *The African American experience: Psychoanalytic perspectives* (S. 363–375). New York: Jason Aronson.

Holmes, J. (1996). *Attachment, intimacy, autonomy: Using attachment theory in adult psychotherapy*. New York: Jason Aronson.

Hopenwasser, K. (2008). Being in rhythm: Dissociative attunement in therapeutic process. *Journal of Trauma and Dissociation, 9*, 349–367.

Howell, E. F. (1996). Dissociation in masochism and psychopathic sadism. *Contemporary Psychoanalysis, 3*, 427–455.

Howell, E. F. (2005). *The dissociative mind*. El Dorado Hills: The Analytic Press.

Howell, E. F. & Itzkowitz, S. (2016). *The dissociative mind in psychoanalysis: Understanding and working with trauma*. London: Routledge.

Irigaray, L. (1979). Das Geschlecht, das nicht eins ist. Berlin: Merve Engl.: Irigaray, L. (1977). *This sex which is not one. Übers. von* C. Porter. Ithaca, NY: Cornell University Press.

Janet, P. (1886). Les actes inconscients et la mémoire et le dédoublement de la personnalité pendant le somnambulisme provoqué. *Revue Philosophique, 22*, 577–592.

Jones, A. L. (2015). A psychoanalytic reader's commentary: On erasure and negation as a barrier to the future. *Psychoanalytic Dialogues*, *25*(6), 719–724.

Kanavou, A., Path, K. & Doll, K. (2016). Breaking the cycles of repetition: The Cambodian genocide across generations in Anlong Veng. In: P. Gobodo-Madikizela (Hrsg.). *Breaking intergenerational cycles of repetition* (S. 174–192). Mountain View: Creative Commons.

Katz, G. (1998). Where the action is: The enacted dimension of analytic process. *Journal of the American Psychoanalytic Association*, *46*, 1129–1167.

Kestenberg, J. S. (2016). Die Analyse des Kindes eines Überlebenden: Eine metapsychologische Beurteilung. In: M. S. Bergmann & M. E. Jacovy (Hrsg.). Kinder der Opfer, Kinder der Täter: Psychoanalyse und Holocaust (S.173–208). Frankfurt a. M.: S. Fischer. Engl.: Kestenberg, J. S. (1990). A metapsychological assessment based on an analysis of a survivor's child. In: M. S. Bergmann & M. E. Jacovy (Hrsg.). *Generations of the Holocaust* (S. 137–158). New York: Columbia University Press.

Kestenberg, M. (1982). Psychoanalytic contributions to the problems of children of survivors from Nazi persecution. *Israel Annals of Psychiatry and Related Disciplines*, *10*, 311–325.

Kestenberg, J. S. & Kestenberg, M. (2016). Der Hintergrund. In: M. S. Bergmann & M. E. Jacovy (Hrsg). Kinder der Opfer, Kinder der Täter: Psychoanalyse und Holocaust (S.173–208). Frankfurt a. M.: S. Fischer. Engl.: Kestenberg, J. S. & Kestenberg, M. (1982). The background of the study. In: M. Bergman & M. Jacovy (Hrsg.). *Generations of the Holocaust* (S. 33–45). New York: Basic Books.

Kierkegaard, S. (2005). Der Begriff der Angst. Philosophische Bissen. Die Krankheit zum Tode. Hamburg: Meiner. Engl.: Kierkegaard, S. (1937). *The concept of dread*. Princeton: Princeton University Press.

Kogan, I. (2009). Der stumme Schrei der Kinder: Die zweite Generation der Holocaust-Opfer. Gießen: Psychosozial. Engl.: Kogan, I. (1995). *The cry of mute children: A psychoanalytic perspective of the second generation of the Holocaust*. London: Free Association Books.

Kohler, B. (2012). Relational psychosis psychotherapy: A neuropsychoanalytic model. Vortrag beim Treffen der American Association of Psychoanalytic Physicians, Washington, DC.

Kohon, G. (1986). *The British school of psychoanalysis: The independent tradition*. London: Free Association Books.

Krondorfer, B. (2016). Unsettling empathy: Intercultural dialogues in the aftermath of historical and cultural trauma. In P. Gobodo-Madikizela (Hrsg.), *Breaking intergenerational cycles of repetition* (S. 90–113). Mountain View: Creative Commons.

Krystal, H. (1985). Trauma and the stimulus barrier. *Psychoanalytic Inquiry*, *5*(1), 131–161.

Kuriloff, E.A. (2013). *Contemporary psychoanalysis and the legacy of the Third Reich: History, memory, tradition*. London: Routledge.

La Capra, D. (2002). *Writing history, writing trauma*. Baltimore: Johns Hopkins University Press.

Lambourne, W. & Niyonzima, D. (2016). Breaking cycles of trauma and violence: Psychosocial approaches to healing and reconciliation in Burundi. In: P. Gobodo-Madikizela (Hrsg.). *Breaking intergenerational cycles of repetition* (S. 291–306). Mountain View: Creative Commons.

Langer, L. (1991). *Holocaust testimonies: The ruins of memory*. New Haven: Yale University Press.

Laub, D. (1989). The empty circle: Children of survivors and the limits of reconstruction. *Journal of the America Psychoanalytic Association, 46*, 507–530.

Laub, D. (1992). Bearing witness or the vicissitudes of listening In: S. Felman & D. Laub (Hrsg.). *Testimony: Crises of witnessing in literature, psychoanalysis and history* (S. 57–74). London: Routledge.

Laub, D. (1995). Truth and testimony: The process and the struggle. In: C. Caruth (Hrsg.). *Trauma: Explorations in memory* (S. 61–75). Baltimore: John Hopkins University Press.

Laub, D. (2017). Listening to my mother's testimony. In: J. Salberg & S. Grand (Hrsg.). *Wounds of history: Repair and resilience in the transgenerational transmission of trauma* (S. 18–38). London: Routledge.

Laub, D. & Auerhahn, N.C. (1993). Knowing and not knowing massive psychic trauma: Forms of traumatic memory. *International Journal of Psychoanalysis, 74*, 287–302.

Laub, D. & Podell, D. (1995). Art and trauma. *International Journal of Psychoanalysis, 76*, 991–1005.

Layton, L. (2006). Racial identities, racial enactments, and normative unconscious processes. *Psychoanalytic Quarterly, 75*, 237–269.

Layton, L. (2017). Racialized enactments and normative unconscious processes: Where haunted identities meet. In: S. Grand & J. Salberg (Hrsg.). *Transgenerational trauma and the other: Dialogues across history and difference* (S. 144–165). London: Routledge.

Layton, L. (2020). *Toward a social psychoanalysis: Culture, character, and normative unconscious processes*. London: Routledge.

Layton, L. & Goodman, D. (2014). Psychology and the other: The historical-political in psychoanalysis' ethical turn. *Psychoanalysis, Culture and Society, 19*(3), 225–232.

Lazali, K. (2021). *Colonial trauma*. Cambridge: Polity Press.

Leary, J.D. (2005). *Posttraumatic slave syndrome: America's legacy of enduring injury and healing*. Upton Press.

Leary, K. (2002). Race in psychoanalytic space. In: M. Dimen & V. Goldner (Hrsg.). *Gender in psychoanalytic space: Between clinic and culture* (S. 313–329). *New York:* Other Press.

Leary, K. (2012). Racial enactments in dynamic treatment. In: S. Akhtar (Hrsg.). *The African American experience: Psychoanalytic perspective* (S. 403–415). New York: Jason Aronson.

Lieberman, A. F. (2014). Giving words to the unsayable: The healing power of describing what happened. *Psychoanalytic Dialogues, 24,* 277–281.

Liner, D. (2017). When the shadow of the Holocaust falls upon the analytic dyad. In: S. Grand & J. Salberg (Hrsg.). *Transgenerational trauma and the other: Dialogues across history and difference* (S. 59–80). London: Routledge.

Liotti, G. (2004). Trauma, dissociation and disorganized attachment: Three strands of a single braid. *Psychotherapy, 41*(4), 472–486.

Lloyd, D. (1997). The memory of hunger. In: D. Eng & D. Kazanjian (Hrsg.). *Loss: The politics of mourning* (S. 205–227). Berkeley: University of California Press.

Lyons-Ruth, K. (2002). The two-person construction of defenses: disorganized attachment strategies, unintegrated mental states, and hostile/helpless relational processes. *Journal of Infant, Child and Adolescent Psychotherapy, 2,* 107–119.

Lyons-Ruth, K. (2003). Dissociation and the parent-infant dialogue: A longitudinal perspective from attachment research. *Journal of the American Psychoanalytic Association, 51,* 883–911.

Main, M. (1995). Recent studies in attachment: Overview, with selected implications for clinical work. In: S. Goldberg, R. Muir & J. Kerr (Hrsg.). *Attachmen theory: Social, developmental and clinical perspectives* (S. 407–474). El Dorado Hills: The Analytic Press.

Main, M. & Hesse, E. (1990). Parents' unresolved traumatic experiences are related to infant disorganized attachment status: Is frightened and/or frightening parental behavior the linking mechanism? In: M. T. Greenberg, D. Cicchetti & E. M. Cummings (Hrsg.). Attachment in the preschool years (S. 161–182). Chicago: Chicago University Press.

Meares, R. (1998). The self in conversation: On narratives, chronicles, and scripts. *Psychoanalytic Dialogues, 8,* 875–891.

Menakem, R. (2017). *My grandmother's hands: Racialized trauma and the pathway to mending our hearts and bodies.* Las Vegas: Central Recovery Press.

Mészáros, J. (2018) Ferenczi's paradigm shift in trauma theory. In: A. Dimitrijevic, G. Cassullo & J. Frankel (Hrsg.). *Ferenczi's influence on contemporarypsychoanalytic traditions* (S. 115–121). London: Routledge.

Minuchin, L. (2018). Melanie Klein's development of, and divergence from, Sándor Ferenczi's ideas. In: A. Dimitrijevic, G. Cassullo & J. Frankel (Hrsg.). *Ferenczi's influence on contemporary psychoanalytic traditions* (S. 190–194). London: Routledge.

Mitchell, J. (1985). Psychoanalyse und Feminismus. Freud, Reich, Lang und die Frauenbewegung, Frankfurt a. M.: Suhrkamp. Engl.: Mitchell, J. (1973). *Psychoanalysis and feminism*. New York: Vintage Books.

Mitchell, S. A. (1999). Attachment theory and the psychoanalytic tradition. *Psychoanalytic Dialogues*, *9*(1), 85–107.

Moss, D. (2010). War stories. In: A. Harris & S. Botticelli (Hrsg.). *First do no harm: Paradoxical encounters of psychoanalysis, warmaking and resistance* (S. 243–250). London: Routledge.

Mucci, C. (2013). *Beyond individual and collective trauma: Intergenerational transmission, psychoanalytic treatment and the dynamics of forgiveness*. London: Karnac Press.

Mucci, C. (2018). Psychoanalysis for a new humanism: Embodied testimony, connectedness, memory and forgiveness for a »persistence of the human«. *International Forum of Psychoanalysis*, *27*(3), 176–187.

Mucci, C. (2022). *Resilience and survival: Understanding and healing intergenerational trauma*. London: Confer Books.

Neri, C. (2016). Field theory and transgenerational phantasies. In: F. Borgogno, A. Luchetti & L. M. Coe (Hrsg.). *Reading Italian psychoanalysis* (S. 406–416). London: Routledge.

Newirth, J. (2016). A Kleinian perspective on dissociation and trauma: Miscarriages in symbolization. In: E. F. Howell & S. Itzkowitz (Hrsg.). *The dissociative mind in psychoanalysis: Understanding and working with trauma* (S. 107–117). London: Routledge.

Ogden, T. (1994). The analytic third: Working with intersubjective clinical facts. *International Journal of Psychoanalysis*, *75*, 3–20.

Orange, D. M. (2011). *The suffering stranger: Hermeneutics for everyday clinical practice*. London: Routledge.

Ornstein, A. (2003). Survival and recovery: Psychoanalytic reflections. *Progress in Self Psychology*, *19*, 85–105.

Ornstein, A. (2004). *My mother's eyes*. Cincinnati: Emmis Press.

Perroud, N., Rutembesa, E., Paoloni-Giacobino, A., Mutabaruka, J., Mutesa, L., Stenz, L., Malafossse, A. & Karege, F. (2014). The Tutsi genocide and transgenerational transmission of maternal stress: Epigenetics and biology of the HPA axis. *World Journal of Biological Psychiatry*, *15*(4), 334–345.

Pivnick, B. A. & Hassinger, J. A. (2023). The relational citizen as implicated subject: Emergent unconscious processes in the psychoanalytic community collaboratory. In: R. Kabasakalian-McKay & D. Mark (Hrsg.). *Inhabiting implication in racial oppression and in relational psychoanalysis* (S. 158–183). London: Routledge.

Poland, W. S. (2000). The analyst's witnessing and otherness. *Journal of the American Psychoanalytic Association*, *48*, 17–34.

Prager, J. (2016). Disrupting intergenerational transmission of trauma: Recovering humanity, repairing generations. In: P. Gobodo-Madikizela (Hrsg.). *Breaking intergenerational cycles of repetition* (S. 12–25). Mountain View: Creative Commons.

Prince, R. (2009). Psychoanalysis traumatized: The legacy of the Holocaust. *American Journal of Psychoanalysis, 69*, 179–194.

Rachman, A. W. (1997). The suppression and censorship of Ferenczi's Confusion of tongues paper. *Psychoanalytic Inquiry, 17*(4), 459–485.

Rand, N. T. (Hrsg.) (1994). Introduction. In: N. Abraham & M. Torok. *The shell and the kernel: Renewals of psychoanalysis* (S. 1–22). University of Chicago Press.

Reis, B. (2005). The subject of history/The object of transference. *Studies in Gender and Sexuality, 6*, 217–240.

Reis, B. (2009). Performative and enactive features of psychoanalytic witnessing: The transference as the scene of address. *International Journal of Psychoanalysis, 90*(6), 1359–1372.

Reis, B. (2015). How deep the sky: Discussion of special issue on the evolution of witnessing: emergent relational trends in Holocaust studies. *Contemporary Psychoanalysis, 51*(2), 333–347.

Ricaud, M. M. (2018). The Ferenczi-Balint filiation. In: A. Dimitrijevic, G. Cassullo & J. Frankel (Hrsg.). *Ferenczi's influence on contemporary psychoanalytic traditions* (S. 173–179). London: Routledge.

Richards, B. (2018). Exploring malignancies: Narcissism and paranoia today. *Psychoanalysis, Culture and Society, 23*(1), 5–15.

Richman, S. (2006). Finding one's voice: Transforming trauma into autobiographical narrative. *Contemporary Psychoanalysis, 42*, 639–650.

Richman, S. (2017). The pathologizing tilt: Undertones of the death instinct in relational trauma theory. In: L. Aron, S. Grand & J. Slochower (Hrsg.). *Decentering relational theory: A comparative critique* (S. 92–116). London: Routledge.

Richman, S. (2020). Witness to war: Enlisting the creative process in working through trauma. *Psychoanalytic Perspectives, 20*, 1–20.

Rosenkötter, L. (1982). The formation of ideals in the succession of generations. In: M. S. Bergman & M. E. Jucovy (Hrsg.). *Generations of the Holocaust* (S. 183–185). New York: Basic Books.

Rothberg, M. (2008). Decolonizing trauma studies: A response. *Studies in the Novel, 40*, 224–234.

Rothberg, M. (2019). *The implicated subject: Beyond victims and perpetrators*. Redwood City: Stanford University Press.

Rudnytsky, P. L. (2022). *Mutual Analysis: Ferenczi, Severn, and the Origins of Trauma Theory*. London: Routledge.

Salberg, J. (2007). Hidden in plain sight: Freud's Jewish identity revisited. *Psychoanalytic Dialogues, 17*(2), 197–217.

Salberg, J. (2015). The texture of traumatic attachment: Presence and ghostly absence in transgenerational transmission. *Psychoanalytic Quarterly, 84*(1), 21–43.

Salberg, J. (2017). The texture of traumatic attachment: presence and ghostly absence in transgenerational transmission. In: J. Salberg & S. Grand (Hrsg.). *Wounds of history: Repair and resilience in the transgenerational transmission of trauma* (S. 77–101). London: Routledge.

Salberg, J. & Grand, S. (Hrsg.) (2017). *Wounds of history: Repair and resilience in the transgenerational transmission of trauma*. London: Routledge.

Sartre, J. P. (1981). *Existential psychoanalysis*. Washington: Regnery Press.

Scarry, E. (1985). *The body in pain: The making and the unmaking of the world*. Oxford: Oxford University Press.

Schechter, D. (2003). Intergenerational communication of maternal violent trauma: Understanding the interplay of reflective functioning and posttraumatic psychopathology. In: S. Coates, J. Rosenthal & D. Schechter (Hrsg.). *September 11: Trauma and human bonds* (S. 115–142). El Dorado Hills: The Analytic Press.

Schechter, D. (2017). On traumatically skewed intersubjectivity. *Psychoanalytic Inquiry, 37*, 251–264.

Schore, A. N. (2001). The effects of early relational trauma on the right brain development, affect regulation, and infant mental health. *Infant Mental Health Journal, 22*, 201–269.

Schore, A. N. (2003a). *Affect regulation and disorders of the self*. New York: W. W. Norton.

Schore, A. N. (2022). Affektregulation und die Reorganisation des Selbst. Stuttgart: Klett-Cotta. Engl.: Schore, A. N. (2003b). *Affect regulation and the repair of the self*. New York: W. W. Norton.

Shapiro, S. (1993). Clara Thompson: Ferenczi's messenger with half a message. In: L. Aron & A. Harris (Hrsg.). *The legacy of Sandor Ferenczi* (S. 159–174). El Dorado Hills: The Analytic Press.

Slade, A. (2014). Imagining fear: Attachment, threat, and psychic experience. *Psychoanalytic Dialogues, 24*, 253–266.

Slochower, J. (2004). *Holding and psychoanalysis: A relational approach*. London: Routledge.

Spence, D. (1982). *Narrative truth and historical truth*. New York: W. W. Norton.

Spezzano, C. (1993) A relational model of inquiry and truth: The place of psychoanalysis in human conversation. *Psychoanalytic Dialogues, 3*, 177–209.

Stannard, D. E. (1992). *American Holocaust: The conquest of the new world*. Oxford: Oxford University Press.

Stern, D. B. (2010). *Partners in thought: Working with unformulated experience, dissociation, and enactment*. London: Routledge.

Stern, D. B. (2012). Witnessing across time: Accessing the present from the past and the past from the present. *Psychoanalytic Quarterly, 81*, 53–81.

Stern, D. B. (2022). On coming into possession of oneself: Witnessing and the formulation of experience. *Psychoanalytic Quarterly, 91*, 639–667.

Stern, D. N. (1985). *Interpersonal world of the infant: A view from psychoanalysis and developmental psychology*. New York: Basic Books.

Stern, D. N., Jaffe, J., Beebe, B. & Bennett, S. L. (1975). Vocalizing in unison and in alternation: Two modes of communication within the mother-infant dyad. *Annals of the New York Academy of Science, 19*(263), 89–100.

Stern, D. N. et al. (The Boston Change Process Study Group) (2022). Veränderungsprozesse. Ein integratives Paradigma. Frankfurt a. M.: Bradnes & Apsel, 3. Aufl. Engl.: Bruschweiler-Stern, N., Lyons-Ruth, K., Morgan, A. C., Nahum, J. P., Sander, L. W., Stern, D. N. S., Harrison, A. M., Tronick, E. Z., & The Boston Change Process Study Group. (2010). *Change in psychotherapy: A unifying paradigm*. New York: W. W. Norton.

Stephens, M. A. (2022). We have never been white: Afropessimism, Black rage, and what the pandemic helped me learn about race (and psychoanalysis). *Psychoanalytic Quarterly, 91*(2), 319–347.

Stoute, B. (2019). Racial socialization and thwarted mentalization: Psychoanalytic reflections from the lived experience of James Baldwin's America. *American Imago, 76*(3), 335–357.

Stoute, B. (2021). Black rage: The psychic adaptation to the trauma of oppression. *Journal of the American Psychoanalytic Association, 69*(2), 259–290.

Sullivan, H. S. (1980). Die interpersonale Theorie der Psychiatrie. Frankfurt a. M.: S. Fischer. Engl.: Sullivan, H. S. (1953). *The interpersonal theory of psychiatry*. New York: W. W. Norton.

Taylor, F. (2023). *Unruly therapeutic: Black feminist writings and practices in the living room*. New York: W. W. Norton.

Thomas, N. K. (2009). Which horse do you ride? Trauma from a relational perspective, discussion of Prince's »The self in pain: The paradox of memory, the paradox of testimony«. *American Journal of Psychoanalysis, 69*(4), 298–303.

Tracey, N. (2012). The autistic core in Aboriginal trauma: Breaking down or breaking out of the autistic defense. *Psychoanalysis, Culture and Society, 17*(4), 356–373.

Tronick, E. Z. (1989). Emotions and emotional communication in infants. *American Psychologist, 44*, 112–119.

Tronick, E.Z. (2017). *The neurobehavioral and social-emotional development of infants and children*. New York: W.W. Norton.

Ullman, C. (2006). Bearing witness: Across the barriers in society and in the clinic. *Psychoanalytic Dialogues*, *16*, 181–198.

Varea, R.G. (2011). A fire in the memory: Theatre, truth and justice in Argentina and Peru. In: C.E. Cohen, R.G. Varea & P.O. Walker (Hrsg.). *Acting together: Performance and the creative transformation of conflict* (Bd. 1, S. 153–177). New York: New Village Press.

Vaughans, K.C. (2017). To unchain haunting blood memories: Intergenerational trauma among African Americans. In: J. Salberg & S. Grand (Hrsg.). Wounds of history: Repair and resilience in the trans-generational transmission of trauma (S. 226–241). London: Routledge.

Villanueva, M. (1989). Literature review. In: E. Duran (Hrsg.). *Suicide handbook: Prevention and intervention with Native Americans* (S. 13–36). Rockville: Indian Health Service.

Volkan, V. (2017). Large-group identity and massive trauma. In: J. Alpert & E. Goren (Hrsg.). *Psychoanalysis, trauma and community: History and contemporary reappraisals* (S. 145–162). London: Routledge.

Walker, P. (2016). Acting together to disrupt cycles of violence: Performance and social healing. In: P. Gobodo-Madikizela (Hrsg.). *Breaking intergenerational cycles of repetition* (S. 325–343). Mountain View: Creative Commons.

Wikinski, M. (2018). Foreword. In: K. Lazali (Hrsg.). *Colonial trauma* (S. viii–x). Cambridge: Polity Press.

Williams, C.R. (2020, 26. Juni). You want a confederate monument? My body is a confederate monument. *New York Times*.

Winnicott, D.W. (1987). Die Lokalisierung des kulturellen Erlebens. In: Vom Spiel zur Kreativität. Stuttgart: Klett-Cotta. Engl.: Winnicott, D.W. (1967). The location of cultural experience. *International Journal of Psychoanalysis*, *48*, 368–372.

Woods, A. (2020). The work before us: Whiteness and the psychoanalytic institute. *Psychoanalysis, Culture & Society*, 25(2), 230–249.

Yehuda, R., Daskalakis, N.P., Bierer, L.M., Bader, H.N., Klengel, T., Holsboer, F. & Binder, E.B. (2015). Holocaust exposure induced intergenerational effects on FKBP5 methylation. *Biological Psychiatry*, *80*(5), 372–380.